病理学实验

Pathology Experiment

徐广涛　主编

化学工业出版社
·北京·

内容提要

本书对于病理学常见的一些疾病进行了系统性地分析，为读者认识病理学的大体标本及病理切片提供了更直观形象的参考。同时，整理了病理学知识点和各类考试真题，为读者提供精读及考前训练的机会。

编写内容主要遵循教育部病理学课程要求，系统全面，条理清楚，重点突出。本书主要供临床医学及医学相关专业病理学实验学习和理论课课后复习使用，也可以作为病理学教师辅导、考试命题及临床各科医师参加资格考试、晋升考试的参考读物。

图书在版编目（CIP）数据

病理学实验 / 徐广涛主编. —北京：化学工业出版社，2020.8
ISBN 978-7-122-37012-9

Ⅰ.①病…　Ⅱ.①徐…　Ⅲ.①病理学-实验　Ⅳ.①R36-33

中国版本图书馆 CIP 数据核字（2020）第 084177 号

责任编辑：张　蕾　　　　　　　装帧设计：史利平
责任校对：赵懿桐

出版发行：化学工业出版社（北京市东城区青年湖南街 13 号　邮政编码 100011）
印　　装：三河市延风印装有限公司
710mm×1000mm　1/16　印张 4¼　彩插 12　字数 76 千字　2020 年 10 月北京第 1 版第 1 次印刷

购书咨询：010-64518888　　售后服务：010-64518899
网　　址：http://www.cip.com.cn
凡购买本书，如有缺损质量问题，本社销售中心负责调换。

定　　价：39.80 元

编写人员名单

主　编　徐广涛

副主编　陈德青　林雪平

主　审　马时荣　严蕊琳

编　者

　　　　陈德青　　李婉璐　　林雪平　　金　馨

　　　　潘晓燕　　谢永红　　徐广涛

前　言

　　细胞学创始人、现代病理学之父 Virchow 称"病理学是医学之灵魂"，著名医学家、现代医学之父 William Osler 称"As is our pathology, so is our medicine（病理为医学之本）"，钟南山院士称"临床病理水平是衡量国家医疗质量的重要标志"。在医学教育中，病理学是基础医学与临床医学的桥梁，是临床医学专业基础课。病理学是一门高度实践性的学科，课程的学习一般有理论课、实验/实习课、临床病理讨论（clinical pathological conference，CPC）和法医病理尸检见习等学习形式。在临床工作中，活体组织检查是迄今为止诊断疾病最可靠的方法。病理学诊断报告与医学影像学的描述性诊断不同，病理学诊断报告需给出明确的疾病名称（包括组织学起源及基于 WHO-ICD-11 的亚类诊断分型）。临床医师主要根据病理学诊断报告决定治疗原则、估计预后以及解释临床症状和明确死亡原因。病理诊断的权威性决定了它在所有诊断手段中的核心作用，因此病理学诊断的质量是衡量医院医疗质量的关键标志之一。

　　病理学的学习重点在于掌握名词概念，一般情况下，病理学名词由三部分构成，即病因＋定位＋基本病理变化。掌握了病理学名词概念后，在病理学实验中，将理论知识转化为实践认知，研琢大体标本与镜下微观世界，激辩 CPC，参与神圣的尸检工作，定会让你的学习更加丰富多彩。

　　本书主要为病理学实验指导，同时为读者提供了部分病理学习题，以网络阅读的形式进行，为读者提供考前训练的机会。编写内容主要遵循相关教材的课程内容，系统全面，条理清楚，重点突出。主要供临床医学及医学相关专业病理学实验学习和理论课课后复习知识点使用，也可以作为病理学教师辅导、考试命题及临床医师参加资格考试、晋升考试的参考读物。

　　限于知识水平和经验有限，本书难免有不足乃至错误之处，敬请广大读者批评指正，以便再版时更新。

编　者

2020 年 7 月

目 录

实验须知

一、实验目的与要求

（一）目的

1.通过实验，训练学生观察、描述病变的基本技能，为观察疾病现象、撰写病史与手术记录等打下基础，为后续课程和临床课程学习打下基础，为今后从事医学工作练习基本功。

2.通过标本的观察，进行分析、综合，对临床、病理案例进行讨论，培养分析问题和解决问题的能力。

3.通过标本、切片观察，巩固加深理论知识。

（二）要求

1.了解并熟悉大体标本和切片的观察方法。

2.识别大体标本和切片中的病理变化，对有代表性的病变进行描述性诊断（实验指导有横线处要求自行描写或诊断）。

3.参加临床病理、案例讨论，课前充分准备做好发言提纲，课上要求敞开思想，大胆设想，积极发言。

4.在实验前必须复习实验相关理论知识和预习本次实验内容。上课开始检查提问。

5.学有余力的学生，要求对实验指导内的"想一想"和思考题进行练习，以开阔思路，举一反三。

二、实验内容与方法

（一）内容

1.大体标本的观察。

2.病理切片的观察。

3.临床、病理案例讨论。

4.观看幻灯片、录像片、多媒体投影教学等。

（二）方法

1.大体标本的观察方法

主要观察病理标本与正常标本有哪些不同（包括表面与切面），找出异常所在，仔细观察异常情况。

（1）整个脏器的观察

① 大小、重量：实质性的脏器（如肝、肾、脾、脑）应注意是否肿大或缩小；有腔脏器（如心、胃、肠）应注意内腔是否变大或缩小；腔壁（如心壁、胃壁）厚度是否改变；腔内有何内容物（如血液、黏液渗出物、异物）。

② 形状：是否变形。

③ 颜色：由于实验标本均用福尔马林固定，后者使血液呈黑色，改变原来颜色，但有些病变仍能显示特有的颜色，如钙化物呈白色、胆色素呈绿色。

④ 质地：变硬还是变软。

⑤ 表面状态：光滑还是粗糙；湿润还是干燥；有无结节状隆起。

⑥ 切面改变：如是否肿胀，组织纹理是否清楚，光泽度等。

（2）病灶观察　如在脏器的表面或切面发现特殊的病灶，则进一步对病灶进行观察。观察程序同脏器的观察（如大小、形状、颜色、质地等）。体积的大小应采用国际标准计量单位（cm³），用实物来比喻，如粟粒大、芝麻大、米粒大、黄豆大、鸡蛋大、鹅蛋大等；形状以圆形、椭圆形、三角形、不规则形、蕈状、花菜状等来形容。此外，还需增加以下几方面观察。

① 位置：病灶位于脏器的具体部位。

② 数目和分布：病灶单个还是多个，如系多个，则分布密集还是散在，是否均匀。

③ 病灶与周围组织的关系：境界清楚或不清，是否有压迫周围组织或阻塞管腔。

2.病理切片的观察方法

采用普通光学显微镜观察，切片标本通常为苏木素-伊红（HE）染色。胞核染浅蓝色，胞浆及间质胶原纤维等染成深浅不等红色。

（1）先放好显微镜，对好光　取所需观察的切片，先用肉眼初步观察切片的外形，是否有特殊的病灶。然后把切片放在显微镜的载物台上（注意放正，即要把盖玻片的一面朝上，切勿放反）。

（2）应先用低倍镜全面观察该切片情况，辨认出它是什么脏器或组织，各部分组织结构情况，是否有异常的病灶或细胞出现。

（3）找到需要重点观察的部位，进行深入详细的观察时，再用高倍镜观察组织或细胞的微细改变。切忌一开始便用高倍镜，这样既易压碎切片，又易遗漏重要病变。

上述大体标本和病理切片观察后，除了实验指导上已有记录外，有的大体标本和切片，需要学生要独立思考、综合所得到的病理改变，用文字描述出来，并且做出诊断（写在空格内）。诊断格式是脏器名称＋病理变化。如某一脏器是肝，病理变化是脂肪变，则诊断为肝脂肪变；某一切片为肺组织，病变为结核，则诊断为肺结核。每次作业必须在实验课结束后上交。

3. 临床、病理案例讨论

临床、病理案例讨论（clinical pathological conference，CPC）是临床联系病理很好的学习方法，通过讨论，不仅可巩固所学的病理理论知识，同时亦可进一步培养分析问题的能力。在讨论前，要认真阅读病史，根据临床表现、检验结果及尸检所见密切结合课堂讲授的理论知识，并参考有关资料，根据所列讨论题做好准备，写好讨论提纲，在实验课中踊跃发言，热烈讨论。由于疾病的发生是一个复杂的过程，而所有的实验标本均取自疾病发展过程中某一阶段的病变，在实验中，必须以辩证的观点，动态地观察思考问题，防止片面性、局限性。

（1）讨论方式

① 分组：以分组形式进行讨论，4～5 人/组，设组长 1 人/组。

② 准备：课前预习相关章节及查阅相关知识。

③ 课件：采用板书或多媒体（PPT、Flash 等）形式。

④ 互动：每组所有同学参与讨论，由组长或组员对本组的讨论结果进行总结，以讲解加提问的形式，加深对病理学系统整合模块的理解。提问对象可以是他组同学或指导教师。

（2）书写报告　讨论结束后，将正确结论书写在所附病例的实验报告上，要求字迹工整、条理清晰、科学有据。

实验一 ▶▶

细胞与组织的适应、损伤和修复

重点要求 ─≫

1.坏死的形态，并从大体上区别常见几种类型的坏死。

2.修复的主要成分及其形态特点。

3.大体标本和镜检切片的描写方法。

习题一 细胞与
组织的适应、
损伤和修复

大体标本观察 ─≫

1. Myocardium hypertrophy（彩图 1-1）

病史摘要：患者，女，51 岁，"高血压"病史 10 年，血压 180/120mmHg，查体心脏扩大。

描写：心脏比本人右拳略大，左心壁厚 2cm（正常≤1.0cm），乳头肌增粗，左心腔略扩张。心瓣膜及心肌、腱索未见明显改变。死于其他疾病。

诊断：高血压心肌肥大。

2. Atrophy of the brain（彩图 1-2）

病史摘要：患者，男，15 岁，10 年前患流行性脑脊髓膜炎（简称流脑），未彻底治愈，智力发育差。

描写：大脑的侧脑室显著扩大，致使周围脑组织受压、萎缩。

诊断：大脑压迫性萎缩。

想一想：标本所见脑室扩大，根据病史怎样引起，为什么脑室扩大会压迫周围组织？

3. Atrophy of the heart（彩图 1-3）

病史摘要：患者，女，80 岁，因肺结核病长期卧床。检查身高 148cm，体重 35kg。

描写：心脏体积缩小，重量减轻 180g（正常 250～300g），心尖变尖，表面血管屈曲，似蛇行状。

诊断：_____

想一想：本例属于哪一种萎缩？该心脏为什么不能说是儿童心脏？

_____

4. Cellular edema of the liver（彩图 1-4）

描写：肝体积肿大，色苍白，光泽消失，切面包膜外翻。

诊断：肝细胞水肿。

5. Fatty degeneration of the liver（彩图 1-5）

病史摘要：患者，女，50 岁，患肥胖症，体重达 185kg。

描写：肝体积增大，色浅黄，包膜紧张，边缘变钝，切面淡黄色。

诊断：肝脂肪变。

6. Hyaline degeneration of liver portal area（彩图 1-6）

描写：血吸虫肝病变，汇管区因结缔组织增生，进一步形成均质、无结构的小片状改变。

诊断：肝汇管区结缔组织玻璃样变。

7. Liquefactive necrosis of the liver（彩图 1-7）

描写：肝表面及切面见粟粒到黄豆大灰黄色坏死灶，散在分布，有的病灶中坏死物已流失。

诊断：肝脓肿。

8. Coagulative necrosis of the spleen（彩图 1-8）

描写：小儿脾，下极见一类似三角形的白色区域，质实、干燥、境界清楚。

诊断：_____

9. Caseous necrosis of kidney（彩图 1-9）

病史摘要：患肺结核 10 年，近一年来有血尿。平时食欲差、消瘦，常低热。

描写：肾切面见多个坏死病灶，灰黄色，无结构，有的已脱落形成空洞。

诊断：肾干酪样坏死。

想一想：本例肾为结核，从所见病变分析，患者为什么有血尿？

_____

10. Moist gangrene of the foot（彩图 1-10）

描写：外科截肢标本，幼时曾用裹脚带缠足，故有萎缩（压迫性萎缩）。5 个足趾呈黑色，有坏死及炎性渗出物，污秽不清，坏死与正常处分界不明显。

诊断：足湿性坏疽。

想一想：为什么诊断为湿性坏疽？怎么形成的？

11. Intestinal moist gangrene（彩图 1-11）

病史摘要：因肠扭转而出现急腹症，急诊入院，行肠切除手术。检查腹壁板样硬、休克、高热、白细胞升高。

描写：大段肠坏死，部分呈黑色，肠浆膜有纤维素渗出。

诊断：肠湿性坏疽。

想一想：肠扭转为何会引起肠坏疽？为什么是湿性坏疽？

切片标本观察 →»»

1. Cellular swelling of the kidney（彩图 1-12）

描写：低倍镜先找到皮质、肾小球及近曲小管。然后着重观察近曲小管的变化。高倍镜观察近曲小管上皮细胞肿胀，胞浆内充满无数大小相近、嗜伊红颗粒，管腔狭小呈星芒状，少数管腔内可见红染之蛋白物质。

诊断：肾小管上皮细胞水肿。

2. Ballooning degeneration of the hepatic cell（彩图 1-13）

病史摘要：患乙型病毒性肝炎已一年，常有疲乏、食欲减退、腹胀，谷丙转氨酶（SGPT）150U。近日出现黄疸、腹水（1500mL）、昏迷，终因抢救无效而死亡。

描写：低倍镜见肝组织有散在较透明区域。高倍镜见上述区域有堆成片状、体积增大胞质透亮的细胞。

诊断：肝细胞气球样变。

想一想：

① 细胞透亮处是什么成分？＿＿＿＿＿＿＿＿＿＿＿＿＿＿＿＿＿＿

② 发展下去会有什么变化？＿＿＿＿＿＿＿＿＿＿＿＿＿＿＿＿＿

3. Fatty degeneration of the liver（彩图 1-14）

描写：低倍镜见肝正常小叶结构消失，可发现一些肝细胞胞浆内含有境界清晰、中空无物、大小不等的空泡（这些空泡是在制片过程中，细胞内沉积的脂肪滴被酒精、二甲苯溶解而成）。空泡大时，细胞核被挤向一侧，使细胞成为印戒状。

诊断：肝细胞脂肪变。

4. Hyaline degeneration of arterial wall（彩图 1-15）

描写：脾中央动脉（细动脉），管壁可见呈均匀一致红染的无结构物。

诊断：动脉壁玻璃样变。

5. Granulation tissue（彩图 1-16）

描写：切片为脑脓肿壁，脓肿腔内见坏死物及泡沫细胞，脓肿壁由纤维母细胞及毛细血管组成，其间有大量中性粒细胞、浆细胞等浸润。

诊断：肉芽组织。

想一想：脑脓肿为脑的坏死，它属于什么类型的坏死？泡沫细胞是怎么形成的？坏死周围肉芽组织增生属于坏死后哪一种结局？

---

6. Coagulative necrosis of spleen（彩图 1-17）

描写：脾组织，脾窦淤血严重，一侧可见精细结构消失，仅剩细胞轮廓。

诊断：脾凝固性坏死。

7. Cervical squamous cell metaplasia（彩图 1-18）

描写：子宫颈黏膜柱状上皮被鳞状上皮所替代，部分宫颈腺体上皮亦被鳞状上皮替代。黏膜下见有多量慢性炎症细胞浸润。

诊断：子宫颈黏膜鳞状上皮化生。

思考题 ➔➜➜

1. 本实验叙述的各种因组织细胞损伤而引起的病变，哪些是可复性的？哪些是难以恢复的？哪些是不能恢复的？

2. 先天性发育障碍与萎缩有什么本质上的不同？

3. 在 HE 染色的切片上，如见到细胞内有空泡，应考虑哪些病变？可用什么染色加以区别？

4. 机体某一脏器发生凝固性坏死后，坏死区及其附近将发生一系列形态改变，请按时间顺序描述。

5. 机体在什么情况下局部会产生肉芽组织，它有哪些对机体有利的作用？在某种情况下，肉芽组织生长对机体也有坏处，试举两例说明。

6. 列表说明凝固性坏死与液化性坏死的异同。

7. 从原因、条件、后果、形态特点 4 个方面比较湿性坏疽、干性坏疽、气性坏疽的不同。

8. 试从创伤程度、愈合过程、肉芽组织数量、愈合所需时间等 4 个方面比较一期愈合与二期愈合。在处理伤口时，如何为一期愈合创造条件？

9. 一个下肢较大面积开放性损伤（即组织损伤同时皮肤也有破损）的患者，长期创面不愈合，应进一步对患者做哪些检查，以查清创面不愈合原因。

10. 简述增生、肥大、化生、再生、机化的定义及对机体的意义。

11. 什么是肉芽组织，它的发生发展怎样？简述它在机体防御反应中的意义。

临床、病理案例 ⟫

案例1

患者，男，40岁，与人发生争吵时被人用竹竿用力在右小腿部打了一下，当时小腿剧痛，回家未经处理，之后发现局部红肿，并有发热。2天后发现同侧趾端麻木，从蹈趾逐渐发展到5个趾端均有发黑。检查发现患者一般情况尚可，体温39.5℃，白细胞$12×10^9$/L，右下肢肿胀，延伸至足背，趾端色黑与正常皮肤界限不清。

问题：

（1）患者右趾是什么病变？怎么引起的？

（2）患者右小腿被竹竿打后，该处发生了哪些病变？这些病变与趾端病变有什么关系。

（3）患者急需进行什么处理？

案例2

患者，男，44岁。因发热、腹胀、腹痛并呕吐及便秘5天入院。入院时腹部明显膨隆，叩诊呈鼓音。右下腹可扪及$14.0cm×9.0cm$包块，有明显压痛，腹部其他部位有轻压痛，肌稍紧张，肠鸣音微弱。诊断为阑尾脓肿合并肠麻痹。行非手术治疗。3天后，腹痛加重并出现明显中毒症状，行剖腹探查。术中见腹腔有血性浑浊液500mL，右下腹有$8.0cm×5.0cm$脓肿，脓肿边缘有约20cm的小肠段呈黑色。此坏死肠管的两端扭曲折叠黏连成团块，手术切除18cm长的黑色小肠。剖开肠管，肠内容物呈血性。镜检诊断为小肠出血性梗死。

问题：

（1）本例肠扭转发生肠坏死的机制是什么？

（2）本例肠坏死属于何种类型？为什么？

实验二 ▶▶

局部血液循环障碍

重点要求 ━━≫

1. 肝、肺慢性淤血时的形态表现、后果及描述方法。
2. 常见脏器梗死的形态特点。
3. 血栓形成、栓塞、梗死的概念及它们之间的关系。

习题二　局部血
液循环障碍

大体标本观察 ━━≫

1. Hyperemia of the appendicitis（彩图 2-1）

描写：阑尾增粗，阑尾浆膜小动脉扩张，表面少量白色脓性物渗出。

诊断：阑尾浆膜充血。

2. Chronic congestion of the liver（彩图 2-2）

病史摘要：患者，男，38 岁，心脏病患者，二尖瓣狭窄病史已有 10 多年，起初劳动后心悸、气急，逐渐不能平卧，下肢水肿，最终因心力衰竭而死亡。

描写：肝切面，在淡黄色背景上，可见暗红色条纹及小点（是什么病变）。切面见各种形状的小孔是肝内血管切面。

诊断：_____

想一想：什么情况下发生肝淤血？长期的肝淤血，肝脏可有何变化？上述淡黄色背景是什么病变？

_____

3. Hemorrhage of brain（彩图 2-3）

描写：大脑冠状切面，可见一侧脑室内有暗红色血块，脑室扩大，脑组织有坏死。

诊断：脑出血。

想一想：脑室为什么会扩大？为什么会坏死？

---

4. Thrombosis of the vein（彩图 2-4）

描写：静脉一段，长 15cm，直径 0.8～1.2cm。纵剖面见腔内有灰褐色、干燥、无光泽的固体物充塞。后者黏着管壁较牢固。

诊断：＿＿＿＿＿＿＿＿＿＿＿＿＿＿＿＿＿＿＿＿

想一想：血管内固体物为什么不是死后凝血块？

---

5. Infarct of the spleen（彩图 2-5）

病史摘要：患者，女，5 岁，患败血症（血中有细菌繁殖），全身皮肤可见出血点，高热，心脏有杂音，因心力衰竭死亡。

描写：＿＿＿＿＿＿＿＿＿＿＿＿＿＿＿＿＿＿＿＿

诊断：＿＿＿＿＿＿＿＿＿＿＿＿＿＿＿＿＿＿＿＿

想一想：该脾的病变是如何形成的？

---

6. Hemorrhagic infarct of lung（彩图 2-6）

描写：肺尖部见有一外形不规则的黑色区，区内结构不清，一端紧贴肺膜，四周黑色更明显。

诊断：＿＿＿＿＿＿＿＿＿＿＿＿＿＿＿＿＿＿＿＿

想一想：肺内出现这种黑色病变需要有什么条件？

切片标本观察 —»

1. Chronic congestion of the liver（彩图 2-7）

观察要点：

① 肝内中央静脉大多不清楚。

② 见点状、条状的淤血区（后者往往连接相邻的中央静脉）。

③ 淤血区肝细胞有萎缩、坏死。

④ 肝小叶周边，无淤血区肝细胞可见脂肪变。

诊断：＿＿＿＿＿＿＿＿＿＿＿＿＿＿＿＿＿＿＿＿

2. Chronic congestion of the lung（彩图 2-8）

观察要点：

① 肺泡腔内有红细胞、水肿液。

② 非常突出的病变是腔内可见成团的巨噬细胞，后者胞质中见棕色颗粒。

③ 肺泡中隔增厚。

诊断: _____

想一想: 含有棕色颗粒的巨噬细胞称什么细胞? 怎么形成的? 本例没有见到毛细血管扩张, 为什么?

_____

3. Infarct of the kidney (彩图 2-9)

观察要点:

① 区分梗死区和非梗死区。

② 梗死区略呈三角形, 淡染, 其中肾小球、肾小管精细结构 (细胞器) 消失, 但轮廓保存。

③ 梗死区与非梗死区之间有充血带, 其外有大量白细胞。

诊断: _____

4. Mixed thrombus (彩图 2-10)

描写: 切片中淡红色、无结构、互相交叉相连的是血小板形成的小梁, 小梁之间的红色细胞为红细胞, 蓝色细胞为白细胞, 主要分布在小梁边缘。

诊断: _____

想一想: 切片中哪种形态为细胞凝集作用所致? 哪种形态为血液成分凝固而成?

_____

思考题 →→

1. 慢性肺淤血主要由哪些原因引起? 长期肺淤血全身可发生哪些病变?

2. 血栓形成与体外血液凝固有无本质不同? 为什么?

3. 血栓形成的原因 (或称条件) 有哪三个? 血栓形成常是两个以上条件综合作用的结果, 但有些情况下, 血栓形成只有一个条件作用, 请举出 2～3 个这样的例子。

4. 列出临床上可见到 7 种栓塞, 它们的常见原因各有哪些? 怎样预防这些栓塞?

5. 动脉系统栓子常来自何处? 常栓塞哪些脏器? 肺动脉栓塞的栓子常来自何处?

6. 某孕妇足月妊娠, 体健, 自己走进产房待产。待产时宫缩剧烈, 羊膜早破。分娩过程中产妇出现抽搐、呼吸困难、血压下降、阴道大量出血且难以止住。试问患者最可能是什么病? 为什么会有大出血?

7. 血栓发生在心瓣膜上是风湿性心脏病很多见的一种病理改变, 它可以使瓣膜缩短和互相粘连，你能解释这两个病变的原因吗？

8.二尖瓣狭窄（主要是瓣膜互相粘连引起）造成血液循环障碍的患者，可用二尖瓣狭窄分离术以解除狭窄，但术后一个常见并发症是心脏内、静脉内的血栓形成。简述这种患者血栓形成的原因。

9.简述血栓、栓塞、梗死、坏死、坏疽互相关系。

临床、病理案例 →》

案例1

患者，男，40岁，因"骑车跌倒，右小腿肿痛1小时"入院，急诊X线诊断为右小腿胫骨骨折，长靴形石膏固定后，回家卧床休息。此后小腿肿痛无明显缓解。伤后2周肿痛明显加重，去医院复查，拆除石膏并重新固定包扎，但肿胀仍不消退，并向上发展至大腿。后因疼痛难忍，再次急诊入院，未得到明确诊断，留察4天后在去解大便时，突然大叫一声，当即不省人事，并心跳呼吸停止。

问题：

（1）此患者骨折后第二次小腿肿胀且进行性加重，为什么？

（2）患者突然死亡的原因是什么？尸检时可能有哪些重要发现？

（3）本例在临床处理上有哪些应该引以为戒？

_____

_____

案例2

患者，女，31岁，孕1产0，孕期38^{+1}，头位，前置胎盘，上午9时因出现规律宫缩而入院，因宫缩弱，静脉滴注缩宫素（催产素）催产。下午1时自觉破水，产程进展慢，检测发现胎心变慢，行产钳助产，胎儿娩出10分钟后胎盘自然娩出，子宫收缩不良，阴道流血不止，出血量达3000mL，血液不凝固，患者出现头昏、胸闷、呼吸困难及发绀。经输血及其他抢救无效，于下午4时死亡。

问题：

（1）该患者的死因是什么？有何依据。

（2）该病例尸体解剖可见哪些病理改变？

_____

_____

实验三 ▶▶

炎 症

重点要求 ━━▶▶

1. 炎症的三种基本病变及其代表性疾病。
2. 几种常见渗出性炎症的标本肉眼观及镜下特点。

大体标本观察 ━━▶▶

1. Simple appendicitis（彩图 3-1）

病史摘要：患者，女，19 岁，腹痛 2 天，隐痛，加重半天。轻度发热、恶心，查体腹肌紧张，麦氏点明显压痛及反跳痛。实验室检查白细胞 $12×10^9/L$，中性粒细胞 89%。

描写：阑尾增粗，阑尾浆膜小动脉扩张，表面少量白色脓性物渗出。

诊断：＿＿＿＿＿＿＿＿＿＿＿＿＿＿＿＿＿＿＿＿＿＿＿＿＿＿＿

2. Fibrinous peritonitis of small intestine（彩图 3-2）

描写：小肠长约 80cm，部分为灰黑色出血性坏死，浆膜面可见大片白色渗出的固体物附着，渗出物部分掉入固定液内，使液体混浊。

诊断：＿＿＿＿＿＿＿＿＿＿＿＿＿＿＿＿＿＿＿＿＿＿＿＿＿＿＿

3. Purulent meningitis（彩图 3-3）

描写：大脑软脑膜表面，蛛网膜下（标本中硬脑膜已除去）脑沟的血管周围有白色脓性渗出物积聚，尤以顶叶、额叶明显。

诊断：＿＿＿＿＿＿＿＿＿＿＿＿＿＿＿＿＿＿＿＿＿＿＿＿＿＿＿

4. Abscess of the cholecyst（彩图 3-4）

描写：胆囊增大约 8.5cm×5.0cm×2.0cm，囊壁增厚，约 0.5cm，囊壁见数个不规则形灰白色病灶，多为米粒大小散在分布。黏膜见出血、坏死。

诊断：_____

5. Abscess of the liver（彩图 3-5）

病史摘要：皮肤化脓感染反复发作，近 2 月来持续高热、腹泻、肝区胀痛、昏迷，因休克而死亡。

描写：_____

诊断：_____

6. Chronic cholecystitis（彩图 3-6）

病史摘要：右上腹饭后饱胀已 10 多年，过去一直以"胃痛"治疗，近日 B 超诊断为胆囊疾病而手术切除。

描写：胆囊增大，12.5cm×6.5cm×2.5cm，壁厚 1～1.5cm，局部表面有纤维增生。

诊断：_____

7. Chronic schistosomiasis of colon（彩图 3-7）

病史摘要：血吸虫病患者，因其他疾病死亡。

描写：大肠黏膜上皮增生，形成多数绿豆、芝麻大小，突出于黏膜带蒂颗粒。黏膜尚见细小溃疡形成。

诊断：_____

切片标本观察 —》》

1. Alterative inflammation of the brain（彩图 3-8）

观察要点：先眼观，见切片中有透亮区，然后置镜下观察此区，可见脑组织内圆形、不规则的空白中仅有少量纤维网状结构，细胞成分均已消失，此即坏死灶。

诊断：_____

2. Acute phlegmonous appendicitis（彩图 3-9）

观察要点：

① 低倍镜观察阑尾组织中，各层均有大量炎症细胞弥漫性浸润（注意阑尾黏膜及黏膜下正常有密集淋巴组织，不可当作浸润的炎症细胞）。

② 高倍镜观察这些浸润细胞为中性粒细胞。

③ 阑尾各层均见充血，水肿。

诊断：_____

3. Abscess of the lung（彩图 3-10）

观察要点：

① 先眼观，见切片内有许多蓝色小点。

② 低倍镜观察蓝点为坏死灶，高倍镜下见内有大量变性的中性粒细胞。

③ 四周肺组织充血、水肿。

诊断：_____

4. Fibrinous pericarditis（彩图 3-11）

观察要点：切片标本选自心房壁，主要观察心外膜（有脂肪），有大量红色丝状、块状的纤维蛋白附着。

诊断：_____

5. Polyp of nose（彩图 3-12）

观察要点：血管和结缔组织增多，并有较多的中性粒细胞和淋巴细胞、浆细胞浸润，间质水肿较明显，表面覆盖假复层纤毛柱状上皮，部分呈鳞状上皮化生。

诊断：_____

思考题 →》

1. 炎症是机体对致炎因素作用的防御反应，对机体是有利的，但是我们又常在炎症时用"消炎"药，如何解释？

2. 试解释化脓、脓肿、脓液、蜂窝织炎、脓肿膜、窦道、瘘管、脓性卡他等名词。

3. 急性炎症时局部组织肿胀和慢性炎症时局部组织体积增大原因有何不同？

4. 某患者进行阑尾炎手术，术后 2 周经常出现腹痛，但无发热及白细胞增高现象，此腹痛有哪些可能？

5. 一妇女经剖宫产后，腹壁伤口经久不愈，后经医师检查发现有手术线头遗留，此部位如进行组织切片检查，可发现哪些形态改变？

6. 急性胸膜炎治愈后，有部分患者的呼吸活动受限制，有些患者却正常，为什么？

7. 男性患者开始时面部患"疖"，有红、肿、热、痛，逐渐加重 10 天，体温 38～39℃，到医院就诊。当晚即出现畏寒、高热、头痛，次日出现黄疸，肝脾肿大，白细胞 $2×10^{10}$/L。根据你所学的病理知识，做出诊断，并解释上述症状。

临床、病理案例 →》

案例1

患者，男，20 岁，大学生。与室友聚餐后不久出现上腹部突发性疼痛，随后很快转移至右下腹，伴恶心、呕吐及发热。查体见右下腹有明显压痛及反跳痛。血常规检查见白细胞总数升高，中性粒细胞比例增高。手术切除阑尾，可见阑尾肿大、色暗红，浆膜面见血管扩张充血及灰黄色片状或丝状渗出物被覆。在靠近根部处可见一个绿豆大穿孔。

问题：

（1）请做出病理诊断。

（2）阑尾病理切片显微镜下会有何病变？

（3）病变的发生发展如何？

（4）为什么血液中中性粒细胞数升高？血液中中性粒细胞数升高与阑尾组织大量中性粒细胞弥漫性浸润是否有直接关系？各有何意义？

案例2

患者，男，12岁。持续高热20天，发热一周后颈部发现一肿块，局部皮肤红、热，有波动感。当地医院就诊时将肿物切开，流出黄绿色较黏稠的液体约40mL。术后体温持续不退，全身情况衰弱。

查体：体温39.9℃，脉搏148次/分，呼吸38次/分。心率快而弱，心尖区闻及Ⅳ级收缩期吹风样杂音并向各瓣膜听诊区传导。两肺呼吸音粗糙。肝肋下4cm，剑突下4.5cm，质中等。脾肋缘下刚触及，质中等。躯干皮肤有出血点。

实验室检查：血常规见白细胞21×10^9/L，中性粒细胞89%，淋巴细胞11%；尿常规见白细胞（＋＋），红细胞（＋），蛋白多量。

住院经过：入院后不省人事，经用大量抗生素及补液等对症治疗，病情无好转。住院第3天病情恶化，心跳呼吸先后停止。

尸检所见：躯干皮肤有针头大散在出血点。左颈皮肤有2cm长之切口，下端为窦道口，窦道斜向上方，深约4cm。镜下见窦壁内表面为坏死组织，其下为炎性肉芽组织，有多量中性粒细胞浸润。

心脏：左右心扩大，心肌柔软。剖开心脏，见左心室壁有两处灰黄色病灶，切开病灶，有淡黄色黏稠液体流出。二尖瓣后瓣穿孔，边缘不规则，有灰黄、松脆的物质附着。镜下见心室壁病灶处组织坏死，大量变性中性粒细胞浸润，有的病灶边缘可见少量肉芽组织生长。瓣膜孔边缘附有血栓及炎性坏死物，其间可见革兰阳性球菌菌团。

肺：左右两肺呈暗红色，切面有多量血性泡沫液体流出，并有散在点状淡黄色病灶。镜下见肺泡间隔毛细血管扩张淤血，肺泡腔见大量浆液及红细胞渗出，淡黄色病灶区内可见大量变性、坏死的中性粒细胞。

肝：切面包膜外翻，无光泽，见有散在淡黄色病灶。镜下见肝中央静脉及肝窦淤血，病灶处肝组织坏死，有大量中性粒细胞浸润。

脾：重130g，质中等，切面见包膜下有多个楔形病灶，边缘呈暗红色，中央呈淡黄色。镜下见病灶中央淡黄色处有大量变性的中性粒细胞，组织崩解，病灶边缘暗红区见组织出血及中性粒细胞浸润。其余脾组织中亦见中性粒细胞浸润。

肾：左右肾切面均见多个淡黄色病灶，大者约0.7cm。镜下见淡黄病灶处组织坏死、崩解，变性中性粒细胞堆积。间质及肾盂黏膜炎性细胞浸润。

问题：

（1）颈部肿块和体内各器官的病变性质是什么？这些病变是如何形成的？

（2）根据以上资料做出病理诊断，并以尸检所见，解释临床症状和体征。

（3）从这一死亡病例中，应吸取的经验教训是什么？

_____

_____

实验四 ▶▶

肿 瘤

重点要求 ➡➤

1. 肿瘤生长的基本方式及恶性肿瘤的异型性。
2. 肿瘤的基本类型及代表性肿瘤的病理特点。

习题四 肿瘤

大体标本观察 ➡➤

1. Papilloma（彩图 4-1）

描写：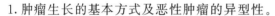

诊断：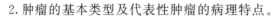

2. Adenoma of colon（彩图 4-2）

描写：结肠一段，黏膜有 3.0cm×3.0cm×2.5cm 的新生物向外生长，其表面有多个细小乳头，状如草莓，与黏膜相连，基底较宽。

诊断：_____

3. Mucous cystadenoma of the ovary（彩图 4-3）

描写：肿瘤包膜完整，切面多个囊腔，腔壁厚薄不一，腔内充满黏液。

诊断：_____

4. Carcinoma of the breast（彩图 4-4）

描写：肿瘤位于皮下，直径 4.5～7cm，与周围分界清楚，切面灰色，部分见肿瘤性腺管扩张（镜下有纤维和腺体两种成分增生）。

诊断：_____

5. Fibroma（彩图 4-5）

描写：皮肤及皮下纤维组织增生，切面见条索状结构，外覆皮肤，有蒂。

诊断：_____

6. Lipoma（彩图 4-6）

观察要点：①颜色；②是否有包膜，包膜是否完整；③分叶状。

诊断：_____

7. Leiomyoma of the uterus（彩图 4-7）

描写：子宫肌层有一直径约 4cm 大小的球形肿物，与周围平滑肌分界尚清，切面灰白，呈编织状结构。

诊断：_____

8. Teratoma of the ovary（彩图 4-8）

描写：肿瘤 14.0cm×10.0cm×5.0cm，呈囊状，有两个较大囊腔，腔内有黏液等成分（镜下可见骨、软骨、脾等组织）。

诊断：_____

9. Squamous cell carcinoma of skin（彩图 4-9）

描写：右手背见一肿物，大小 7.0cm×5.0cm，略突出皮肤，表面呈菜花状。

诊断：_____

10. Lymphoma（彩图 4-10）

描写：数个结节明显肿大，核桃大到鸭蛋大，融合成团，切面灰白，细腻。

诊断：_____

11. Osteosarcoma of the femur（彩图 4-11）

病史摘要：患者，男，26 岁，经常出现大腿近膝关节处肿痛，约 20.0cm×17.0cm 大小，时有发热。有次发生剧烈疼痛时就诊。X 线检查见骨干有骨膜反应（Codman 三角）及日光放射状阴影，骨皮质破坏。行截肢手术。

描写：股骨下端呈梭形膨大，约 13.0cm×10.0cm×7.0cm，骨髓腔及股骨皮质已破坏，被灰白色细腻的肿瘤所取代，并向周围肌肉浸润。

诊断：_____

12. Polyposis coli（彩图 4-12）

病史摘要：患者，男，18 岁，因肠镜检查发现此病，据诉患者的父亲及祖父均因大肠癌病故。

描写：结肠一段，黏膜面见无数绿豆大小的息肉，蒂较宽，散在分布。

诊断：结肠多发性息肉病。

想一想：本病与大肠癌有什么关系？

_____

13. Gastric adenoma（彩图 4-13）

描写：胃切除标本，胃体部见一带蒂息肉状肿物。

诊断：_____

切片标本观察 ➔➔➔

1. Papilloma of skin（彩图 4-14）

描写：皮肤鳞状上皮增生呈乳头状，未见浸润，上皮分化好，可见过度角化。

诊断：＿＿＿＿＿＿＿＿＿＿＿＿＿＿＿＿＿＿＿＿＿＿＿＿＿＿＿＿

2. Squamous cell carcinoma of skin（彩图 4-15）

观察要点：

① 观察皮肤的鳞状细胞异型增生，并向真皮浸润。

② 浸润的肿瘤细胞呈巢状，称癌巢。本例分化好，故有角化物形成，在癌巢中心，即癌珠（角化珠）。

诊断：＿＿＿＿＿＿＿＿＿＿＿＿＿＿＿＿＿＿＿＿＿＿＿＿＿＿＿＿

3. Fibroadenoma of breast（彩图 4-16）

描写：肿瘤组织由增生的纤维组织和腺体所构成。腺体大小不一，内衬单层柱状或假复层柱状上皮，纤维组织为梭形纤维细胞及胶原纤维，癌细胞大小较一致，与正常组织相似。

诊断：＿＿＿＿＿＿＿＿＿＿＿＿＿＿＿＿＿＿＿＿＿＿＿＿＿＿＿＿

4. Metastatic carcinoma of lymph node（彩图 4-17）

病史摘要：患者，男，45 岁，15 年前起有"胃溃疡"，经常胃痛，近 3 年来加剧。近 2 月来消瘦、厌食。胃镜检查见胃窦部有肿块。行肿块切除手术。术中见幽门上下淋巴结肿大。

描写：淋巴结一侧的淋巴窦内见成片癌细胞生长，局部淋巴结结构破坏。癌细胞核大，深染。部分癌细胞核被挤到一边，形似印戒状。

诊断：＿＿＿＿＿＿＿＿＿＿＿＿＿＿＿＿＿＿＿＿＿＿＿＿＿＿＿＿

想一想：本例腺癌分化较差，未见腺管结构，但仍然可以肯定为腺癌，你能找出片中某些细胞的形态证据吗？

＿＿＿＿＿＿＿＿＿＿＿＿＿＿＿＿＿＿＿＿＿＿＿＿＿＿＿＿＿＿＿＿＿

5. Carcinoma of the colon（彩图 4-18）

描写：结肠组织，局部腺体增生形成腺管状，腺上皮胞质丰富，核大，染色深，成片肿瘤向肌层浸润。

诊断：＿＿＿＿＿＿＿＿＿＿＿＿＿＿＿＿＿＿＿＿＿＿＿＿＿＿＿＿

6. Atypical of malignant tumor（彩图 4-19）

描写：＿＿＿＿＿＿＿＿＿＿＿＿＿＿＿＿＿＿＿＿＿＿＿＿＿＿＿＿

诊断：＿＿＿＿＿＿＿＿＿＿＿＿＿＿＿＿＿＿＿＿＿＿＿＿＿＿＿＿

思考题 ➔⟫

1.通过本实验你对肿瘤的概念和特性有哪些认识（用自己的语言进行简要归纳）？

2.有人说"肿瘤的良性恶性是相对的"，这句话对否？试举例加以说明。

3.什么是肿瘤的分级和分期，两者有何区别。

4.某患者左锁骨上淋巴结肿大，医生怀疑为癌转移，你认为癌的原发病灶最有可能在哪里？应该进一步做哪些检查？

5.一位吸烟多年男性患者，近月来咳嗽、咳痰，有时痰中带血丝，X线检查显示肺门处有一边界不清之阴影，为了进一步明确诊断，你认为还要做哪些检查？

6.解释下列名词：分化、异型性、扩散、蔓延、癌、肉瘤、癌前病变、原位癌、早期癌、早期浸润癌。

7.指出下列疾病中哪些是良性肿瘤，哪些是恶性肿瘤：霍奇金淋巴瘤、尤因肉瘤、白血病、精原细胞瘤、皮样囊肿、黑色素瘤。

8.如何区别炎性假瘤和真性肿瘤（从大体标本检查和镜下改变等几方面考虑）。

临床、病理案例 ➔⟫

案例1

患者，男，54岁。头晕，头痛5个月，近1个月来更感乏力乃至卧床不起，一周前头痛加剧，渐出现神志迟钝症状，昨日昏迷入院。

查体：体温37.2℃，脉搏90次/分，呼吸25次/分，消瘦，神志迟钝，颈部强直，气管向左侧移位，右侧胸廓饱满，叩诊呈浊音，心律齐，无杂音。Babinski征（＋），Gordon征（＋）。

实验室检查：白细胞$10 \times 10^9/L$[正常（$4 \sim 10$）$\times 10^9/L$]，中性粒细胞76%，淋巴24%，血红蛋白60g/L（正常120～160g/L），血沉60mm/h（正常＜15mm/h），X线胸片示气管左偏，右肺大片致密阴影，右侧肋膈角消失。

住院经过：入院后按结核及结核性脑膜炎给予抗结核、护脑及支持疗法，但病情未见好转，于入院后3天死亡。

尸检所见：身长168cm，体重48kg，明显消瘦，全身浅表淋巴结未触及，右侧胸廓略饱满，杵状指。右侧胸膜广泛纤维粘连，纵隔及右侧肺门淋巴结普遍肿大、质地坚硬、切面灰白、干燥，右肺近肺门处见4cm×7cm灰白色实质性病灶，与周围组织边界不清，与右支气管壁相连，并向管腔内突出，病变特点同肺门淋巴结。镜下检查见病变处肺结构破坏，由大量呈巢状或弥漫排列的细胞构成。细胞异型性大，核分裂多见，偶见个别细胞角化现象。周围肺组织受压萎陷。左肺呈急性淤血性变化。胰腺、肾上腺、肝、肾组织均有散在分布的灰白色病灶。脑膜表面散在分布灰白小点，切面未见异常。镜下见脑实质、脊髓、肝、胰、肾组织内的灰白色病灶与肺内有相同形态的细胞浸润，其他脏器除萎缩外，未见特殊病变。

问题：

（1）做出本病例的病理诊断，并提出诊断依据。

（2）用病理改变解释临床症状及体征。

_____

_____

案例2

患者，女，46岁。2个月前发现右乳房包块，未诊治。2天前发现右侧腋窝淋巴结增大。

查体：肿块质地较硬，边界不清。

病理检查：取组织活检，镜下见肿瘤细胞大小不等，核大深染，形态不规则，可见病理性核分裂象，肿瘤细胞胞浆较少，多呈小条索状排列，少数呈腺样结构，间质为大量纤维组织并有明显玻璃样变。右侧腋窝淋巴结增大、结构被肿瘤破坏，肿瘤组织的镜下特点与乳房包块相似。

问题：

（1）本病的诊断是什么？

（2）为何右侧腋窝淋巴结会增大？

_____

_____

实验五 ▶▶

心血管系统疾病

重点要求 ━━➤➤➤

习题五　心血管
系统疾病

1.风湿肉芽肿的形态特点、好发部位；慢性瓣膜病造成的后果。

2.高血压病心脏的改变，其形成机制。

3.动脉粥样硬化病灶特点及其对心、脑的影响。

大体标本观察 ━━➤➤➤

1. Hypertensive heart hypertrophy（彩图 5-1）

病史摘要：患者，男，68岁，眩晕、心悸20年，长期血压升高，因高热、咳嗽、气喘不能平卧而住院。入院时血压210/160mmHg，X线检查诊断为肺炎，心脏肥大。患者因肺炎而死亡。

描写：心脏体积比本人右拳略大，左心壁厚2cm（正常≤1.0cm），乳头肌增粗，左心腔略扩大。瓣膜、心肌及腱索未见明显改变。

诊断：_____

2. Atherosclerosis of aorta（彩图 5-2）

描写：主动脉内膜见散在分布的片状、条纹状斑纹，略隆起。

诊断：_____

想一想：标本属于第几期病变？

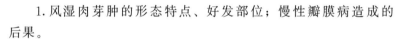

3. Mitral stenosis（彩图 5-3）

病史摘要：患者，女，43岁。幼年时经常感冒发热、关节游走性疼痛，确诊风湿性心脏病18年，近年来心悸、气喘逐渐加重，并有下肢水肿，不能平卧，因心力衰竭而死亡。

描写：左心二尖瓣瓣膜明显增厚粘连，瓣口高度狭窄，呈鱼口状（漏斗状），乳头肌增粗，腱索缩短。

诊断：_____

想一想：此病变 X 线显示的心脏形状是什么样的？

_____

4. Infective endocarditis（彩图 5-4）

描写：心脏二尖瓣上有数个灰红色的鸡冠状或息肉状赘生物。左心室内壁也可见米粒大小赘生物数颗。二尖瓣未见增厚，腱索未见缩短，心脏未见肥大。

诊断：_____

想一想：本例属急性还是亚急性感染性心内膜炎？

_____

5. Hypertensive hemorrhage of the brain（彩图 5-5）

病史摘要：患者，男，63 岁，高血压病史已 30 多年。此次急性发作表现为头痛、心悸、气急、双下肢水肿。因与家人生气，突然从座位上跌下，不省人事。急诊入院，CT 诊断为脑出血。当晚心搏骤停死亡。

描写：_____

诊断：_____

想一想：高血压病脑出血是怎么引起的？

_____

切片标本观察 ➡️»

1. Rheumatic myocarditis（彩图 5-6）

观察要点：

① 先在低倍镜下于心肌之间找到风湿肉芽肿。

② 高倍镜观察肉芽肿的形态，尤其注意观察典型的风湿细胞形态特点。

③ 有的肉芽肿已纤维化。

诊断：_____

想一想：这些风湿肉芽肿进一步怎样演变？

_____

2. Atherosclerosis of aorta（彩图 5-7）

观察要点：

① 主动脉内膜明显增厚、玻璃样变。

② 增厚的内膜与中膜（主要为平滑肌）之间可见大量裂隙状、竹叶状结晶

（为胆固醇，切片脱水时胆固醇已溶解于二甲苯），并见大量粉红色坏死组织，此处内膜向管腔突出。

③ 内膜面（即血管腔面）见血栓形成，与内膜紧密相连。

诊断：_____

3. Arteriosclerosis of kidney（彩图 5-8）

观察要点：

① 入球动脉玻璃样变使相应肾小球纤维化及肾小管萎缩。

② 部分肾单位仍保留。

③ 小动脉内膜增生、纤维化。

诊断：_____

4. Atherosclerosis of the coronary artery（彩图 5-9）

描写：冠状动脉内膜呈半月状增厚，内膜下见粥样斑块，纤维组织增生、玻璃样变，其内可见菱形胆固醇结晶。管腔内见血液充塞。

诊断：_____

思考题 —≫

1. 某患者自幼患风湿性心脏病，二尖瓣狭窄，在其 38 岁时突然死于急性心力衰竭。简述其心、肺、肝、下肢等可能发生的病变。

2. 风湿病患者，在风湿活动停止时，是否意味疾病痊愈，为什么？

3. 对冠心病患者提出哪些建议，并说明其理论依据？

4. 大面积心肌梗死患者一周内应绝对卧床休息，为什么？

5. 肺源性心脏病和高血压性心脏病是两种完全不同的心脏病，其发病机制和形态特点上有何不同？

6. 高血压病晚期，患者心、脑、肾可能产生什么病变？引起相应症状有哪些？

7. 高血压病脑出血常发生的部位在何处？为什么这些部位易发生血管破裂？

8. 动脉粥样硬化斑块形成后，可能发生哪些继发性病变？

临床、病理案例 —≫

案例1

患者，男，84 岁。3 天前突然发生心前区闷痛而急诊入院。

查体：心率 92～96 次/分，心律不齐，血压 106/74mmHg。心电图提示心肌梗死。

住院经过：住院第 3 天血压下降、呼吸及心跳停止而死亡。

尸检所见：全身水肿，尤以四肢最明显。心脏体积增大，心腔扩张，左心室壁厚达 2.0cm，左心室前壁有一梗死区，梗死区心内膜处有附壁血栓形成。冠状动脉可见粥样硬化斑块形成，导致冠状动脉管腔狭窄，尤其是左前降支及右后降支更为严重。梗死区镜下心肌细胞变性及坏死并有炎症细胞浸润。主动脉、髂动脉、肺动脉、肾动脉均有广泛的粥样斑块形成，斑块新旧与大小不一，向管腔内突起。镜下见动脉内膜下出现广泛胆固醇结晶沉着，斑块表面内膜增厚，斑块深部动脉中层肌纤维受压而发生萎缩。部分斑块形成溃疡，溃疡表面有血栓形成；部分粥样斑块发生出血；部分坏死区有钙盐沉着。

病理诊断：＿＿＿＿＿＿＿＿＿＿＿＿＿＿＿＿＿＿＿＿＿＿＿＿＿＿＿＿

问题：

(1) 什么是动脉粥样硬化？

(2) 引起动脉粥样硬化的原因有哪些？

(3) 动脉粥样硬化的发病机制是什么？

(4) 试分析动脉粥样硬化病变的发生发展过程。

(5) 本案例动脉粥样硬化主要发生在哪些动脉，病变特点是什么？

＿＿＿＿＿＿＿＿＿＿＿＿＿＿＿＿＿＿＿＿＿＿＿＿＿＿＿＿＿＿＿＿＿

＿＿＿＿＿＿＿＿＿＿＿＿＿＿＿＿＿＿＿＿＿＿＿＿＿＿＿＿＿＿＿＿＿

案例2

患者，男，59 岁，因突然昏迷 2 小时入院。患者 10 年前发现有高血压病，近年来常感心悸，尤以体力活动时为著。近日上午在田间劳动时突然跌倒，不省人事。

查体：体温 38℃，脉搏 60 次/分，呼吸 16 次/分，血压 210/120mmHg。神志不清，颈项稍强直。心尖搏动明显，呈抬举样，心浊音界向左扩大，心律齐，主动脉瓣第二心音亢进。左侧上下肢呈迟缓性瘫痪，腱反射消失。

实验室检查：白细胞 $18.5 \times 10^9/L$，中性粒细胞 80%，淋巴细胞 20%。头颅 CT 扫描示右基底核区及脑室内高密度影。

住院经过：入院后给予积极治疗，疗效不明显，患者终因呼吸心跳停止而死亡。

尸检所见：心脏增大约为死者右拳 1.5 倍，左心室壁显著增厚，达 2.0cm，乳头肌增粗。镜下见心肌纤维明显变粗，核大深染。脑右侧内囊处可见大小为 $4.0cm \times 3.0cm \times 3.0cm$ 的血肿，脑室内见大量凝血块，脑桥、中脑部分区域亦见出血灶。

问题：

（1）什么是高血压病？

（2）引起高血压病的原因有哪些？

（3）高血压病的发病机制是什么？

（4）试述高血压病的类型和病理变化。

（5）做出本案例的病理诊断。

案例3

患者，女，7岁。1个月前曾患急性扁桃体炎。近10天来有不规则发热，咳嗽，咳粉红色泡沫状痰，气急不能平卧，下肢水肿3天。

查体：体温38.4℃，脉搏180次/分，呼吸45次/分，端坐位，口唇轻度发绀，下肢轻度水肿，颈静脉充盈，两肺底可闻及湿啰音，心界扩大，心尖部可听到Ⅱ～Ⅲ级吹风样收缩期杂音及Ⅱ～Ⅲ级舒张期杂音。肝肋下3cm，剑突下4cm，质中等，有压痛。实验室检查白细胞$12 \times 10^9/L$，中性粒细胞78%，淋巴细胞18%，血沉45mm/h（正常儿童<12mm/h），抗链球菌溶血素"O"800U（正常儿童<400U）。

住院经过：入院后给予抗炎、利尿、激素及洋地黄制剂等治疗，疗效不显著。心界呈进行性扩大，终因呼吸心跳停止死亡。

尸检所见：双下肢凹陷性水肿，两侧胸腔有200mL草黄色清亮液体。心脏显著增大，约为死者右拳两倍，近似球形。心外膜失去光泽，伴少许灰白色絮状物附着。镜下见心外膜轻度充血、水肿，表面有少量纤维素渗出。全心扩张，尤以左心为著。二尖瓣明显肿胀、增厚，其闭锁缘上可见数颗针尖至粟粒大、灰白色、半透明赘生物，与瓣膜牢固粘连。镜下见二尖瓣水肿，有单核细胞浸润和纤维母细胞增生。赘生物主要由血小板及纤维素组成。心肌间质可见轻度水肿，在小血管近旁可见风湿小体形成。肝体积增大，包膜紧张，色暗红。镜下见肝小叶中央静脉及肝窦扩张淤血。两肺体积增大，色暗红。切面可挤出粉红色泡沫状液体。镜下见肺泡壁毛细血管明显扩张淤血，肺泡腔内有大量浆液及少许红细胞。

问题：

（1）根据临床表现、体征及尸检做出主要的病理诊断，并提出诊断依据。

（2）根据病理所见，解释临床出现的主要症状和体征。

（3）本例死因是什么？

実验六 ▶▶

呼吸系统疾病

重点要求 —≫

习题六 呼吸系
统疾病

1. 大叶性肺炎和小叶性肺炎的肉眼观、镜下表现及临床病理
联系。

2. 肺癌的病理特点。

3. 慢性支气管炎、肺气肿、肺源性心脏病病变之间演变的过程。

大体标本观察 —≫

1. Bronchiectasis（彩图 6-1）

病史摘要：患者，女，34 岁，年幼时体弱，经常感冒、发热、咳嗽，近 10 年
来，咳嗽更加频繁，并伴发热，痰量增加，每天可有 200mL，痰内底层为脓性，
上层为泡沫状。近年来伴有气急、心悸。

描写：_____

诊断：_____

2. Lobular pneumonia（彩图 6-2）

观察要点：

① 小儿肺，肺切面有散在灰白色结节，并以细支气管为中心。

② 病变以下叶密集，部分融合。

诊断：_____

3. Pulmonary emphysema（彩图 6-3）

描写：肺组织因含气量增多而过度膨胀增大，色苍白，表面形成肺大疱。

诊断：_____

4. Atelectasis（彩图 6-4）

描写：肺组织因含气量减少而体积缩小，失去了原有的海绵状结构，似肝组织。

诊断：_____

5. Carcinoma of lung（彩图 6-5）

描写：外科切除肺一叶，见一 10.0cm×8.0cm×6.0cm 巨大肿块，灰黄色，可见坏死灶。肿块境界不甚清楚。与支气管关系不清。

诊断：_____

切片标本观察 ➡≫

1. Chronic bronchitis（彩图 6-6）

描写：肺组织中，细支气管黏膜上皮杯状细胞增生，支气管壁充血，慢性炎症细胞浸润。结缔组织增生。可见肺不张和肺气肿。有的肺泡腔中可见大量吞噬细胞，其胞质中有含铁血黄素颗粒。

诊断：_____

想一想：切片中有含铁血黄素细胞，是怎样形成的？

_____

2. Lobar pneumonia（彩图 6-7）

观察要点：

① 肺泡腔内渗出物是什么？

② 肺泡有没有存在？

③ 病变呈大片状。

诊断：_____

3. Lobular pneumonia（彩图 6-8）

观察要点：

① 细支气管有化脓现象，腔内见脓液。

② 细支气管周围肺泡化脓。

③ 病变以细支气管为中心，向四周扩散。

诊断：_____

4. Silicosis（彩图 6-9）

病史摘要：患者，男，59 岁，矾矿工人，工龄 30 年。10 年前因心悸、气急、丧失劳动力而病退，后因"心力衰竭"死亡。

观察要点：

① 肺组织中有散在圆形玻璃样变结节，呈同心圆结构。

② 部分肺组织有肺气肿和肺不张。

诊断：_____

思考题 →》

1. 简述慢性支气管炎的基本病理变化和并发症。

2. 大叶性肺炎、小叶性肺炎及间质性肺炎的病理改变有什么异同？

3. 患者，男，67 岁，既往有慢性咳嗽史 10 余年，近年来出现气急，下肢水肿，痰带血丝。X 线检查：肺纹理增粗，肺野透光度增加。

查体：嘴唇发绀，呼气性呼吸困难，桶状胸。

请问该患者的初步病理诊断是什么？需要与哪些疾病进行鉴别？

4. 许多疾病可以引起肺源性心脏病，它们的共同病理基础是什么？

5. 当两肺出现弥漫分布、点片状阴影的 X 线图像时，应该想到有哪些疾病的可能？怎样加以鉴别？

6. 解释下列名词：慢性支气管炎、慢性阻塞性肺气肿、慢性肺源性心脏病、硅结节、肺肉质变。

临床、病理案例 →》

案例1

患者，女，2 岁，11 天前开始发热，伴咳嗽、咳痰，近 3 天症状加重，并出现气喘。

查体：体温 39℃，脉搏 160 次/分，呼吸 50 次/分，患儿呼吸急促，面色苍白，口唇发绀，精神萎靡，鼻翼扇动。周身无皮肤出血点及皮疹，浅表淋巴结未触及，前囟已闭合，双瞳孔等大正圆，颈软，双肺散在中、小水泡音，心音钝，心律齐。

实验室检查：白细胞 $21 \times 10^9/L$，中性杆状核细胞 5%，中性分叶核细胞 78%，淋巴细胞 17%。X 线检查：左、右肺下叶可见灶状阴影。

临床诊断：小叶性肺炎，心力衰竭。

住院经过：入院后肌内注射青霉素、链霉素，静脉输入红霉素治疗，但病情逐渐加重，治疗无效死亡。

尸检所见：左、右两肺下叶背部散在实变区，切面可见散在粟粒至蚕豆大小不整形灰黄色病灶。镜下：病灶中可见细支气管壁充血并有中性粒细胞浸润，管腔中充满大量中性粒细胞及脱落的上皮细胞。其周围肺泡腔内可见浆液和上述炎性细胞。

问题：

（1）该病例临床诊断是否正确？根据是什么？

（2）本例在年龄、炎症性质、病灶形状、并发症等方面与大叶性肺炎有什么不同？

___

案例2

患者，男，68岁。于20年前出现咳嗽、咳痰，病情反复发作，冬天加重，近1年出现气促哮喘，病情逐渐加重，于10天前出现少尿，7天前出现下肢水肿。

查体：体温36.9℃，脉搏84次/分，呼吸20次/分。口唇轻度发绀，颈静脉怒张，桶状胸，双肺叩诊过清音，底部可闻及中、小水泡音，肝肋下6cm，下肢凹陷性水肿。

X线检查：双肺纹理增粗模糊，纹理间肺透光度增高，心脏向两侧扩大。肺功能检查：提示重度阻塞性通气功能障碍。

临床诊断：①肺源性心脏病（失代偿期）；②慢性支气管炎并发慢性阻塞性肺气肿和急性感染。

住院经过：经住院治疗17天，病情好转出院。

问题：

（1）该病例临床诊断是否正确？为什么？

（2）用病理改变来解释临床症状。

___

案例3

患者，女，62岁。20年间间断咳嗽、咳痰，曾"感冒"后咳嗽、咳痰加剧，服药至今，未治愈，近1月来症状加重，3～4天前开始伴有胸闷、气急，咳白色泡沫痰，带有鲜红血丝。

查体：体温37.8℃，呼吸25次/分，血压140/90mmHg，消瘦，口唇轻度发绀，胸廓前后径大于左右径，肋间隙增宽，叩诊呈高清音，双侧呼吸音减低，可闻及少量干湿啰音，以右肩胛下外侧为著。心率84次/分，心律齐，心脏各瓣膜区未闻及杂音，P2＞A2。肝肋下2指，轻压痛。脾未扪及。两下肢踝部轻度水肿。

实验室检查：白细胞$9×10^9$/L，中性粒细胞88%，淋巴细胞12%，血红蛋白120g/L，血沉23mm/h。X线检查：两肺透光度增强，纹理增粗，有散在点片状阴影。

住院经过：入院后给予抗感染、祛痰、吸氧、利尿等治疗一周，临床症状缓解。10天后，病情突然变化，呼吸困难、吸氧后不能缓解，并逐渐加重呈现点头状呼吸，口唇发绀，目光呆滞，即加大抗生素剂量并给予呼吸兴奋剂，经抢救无效而死亡。

尸检所见：发育正常、体形消瘦、桶状胸，口唇及指趾甲发绀。心脏比死者的右拳大，左室壁厚1.2cm（正常0.9～1.2cm），右室壁厚0.8cm（正常0.3～0.4cm），肺动脉圆锥扩大。各瓣膜均未见明显变形。镜下：左室心肌未见明显改变，右室心肌纤维增粗。两侧肺表面可见肋骨压迹。肺切面灰红、部分呈蜂窝状，可见散在大小不等的实变病灶，灰白色，围绕在细支气管周围，尤以两肺下部多见。镜下：气管腔内可见黏液性分泌物，黏膜局部可见鳞状上皮化生。黏膜下充血、水肿、黏液腺增多伴分泌亢进，间质内见炎细胞浸润及少量出血。肺组织中，病灶散在分布，细支气管壁可见充血、水肿及炎细胞浸润，小支气管腔内大量中性粒细胞及少量脱落的上皮细胞，病灶周围的肺泡间隔和腔内亦充满炎性渗出物，含有大量中性粒细胞、少量红细胞、纤维素、肺泡上皮细胞及水肿液。肺组织可见含气量增加，肺泡腔扩大，有的肺泡间隔断裂。肝重1600g，表面光滑、质软，切面暗红，部分区域红黄相间排列。镜下：肝小叶结构存在，肝窦扩张、淤血，部分肝细胞内出现空泡。间质及汇管区见结缔组织增生。

问题：

(1) 请做出病理诊断并说明诊断依据。

(2) 试分析本例疾病的发生、发展过程及死因。

(3) 用病理改变来解释临床症状和体征。

案例4

患者，男，38岁，采煤工，工龄13年，诉"胸闷、咳嗽、咳痰"近5年。

查体：体温36.5℃，脉搏118次/分，呼吸30次/分，血压115/75mmHg。皮肤发绀，下肢水肿。X线胸片示两肺上叶中外带见片状融合阴影，密度增高，胸膜增厚、粘连。

住院经过：入院后患者病情恶化，出现进行性呼吸困难，某日下午患者诉头痛，烦躁不安，之后昏迷，经抢救无效死亡。

尸检所见：尸体为一青年男性，身长172cm，体重60kg，皮肤发绀，下肢水肿。肺色黑变硬，切开时有沙砾感，肺内有密集融合的灰黑色结节，镜下见呈同心圆排列的玻璃样变的胶原纤维，外周有大量的黑色煤尘沉积。肺间质弥漫性纤维化，肺小血管闭塞。心脏体积增大，重 595g（正常男性 300g），右心室壁厚度 0.58cm（正常 0.3～0.4cm），右心室前壁肺动脉圆锥膨隆，心尖向后移位。镜下见部分区域心肌细胞肥大，核大深染，部分区域肌纤维横纹消失，间质胶原增生。尸检诊断：肺尘埃沉着病、肺心病。死亡原因：肺心病、心力衰竭。

问题：

（1）什么是肺尘埃沉着病，国内常见的肺尘埃沉着病有哪些？

（2）国内常见的肺尘埃沉着病的发病机制、病理变化、临床病理联系各有何特点？

_____

_____

案例5

患者，男，28 岁，广东中山人。因出现头痛、耳鸣、鼻涕带血等症状到医院就诊。头颅 CT 示：①鼻咽占位，累及蝶窦及耳腔。②右颈部淋巴结转移。

查体：右颈淋巴结肿块 1.5cm×1.2cm，质坚，活动度差。

病理诊断：右鼻咽分化性非角化型鳞癌。

住院经过：行放射治疗，连续放疗 9 个月后病情好转，头痛、耳鸣症状减轻，颈部肿大淋巴结缩小。患者治疗至今近 5 年，临床治愈。

问题：

（1）试述鼻咽癌组织来源和病因。

（2）试述鼻咽癌常见的发生部位、大体及镜下病变特点。

（3）试述鼻咽癌扩散方式。案例中患者癌细胞转移方式是哪一种？

（4）试述鼻咽癌临床病理联系和治疗方法。

_____

_____

实验七 ▶▶

消化系统疾病

重点要求 ━━➤➤

1. 溃疡病的病理形态及并发症。
2. 肝硬化的形态特征及转归。
3. 消化道恶性肿瘤的病理形态特征。

习题七 消化系
统疾病

大体标本观察 ━━➤➤

1. Gastric ulcer（彩图 7-1）
描写：_____
诊断：_____

2. Appendicitis（彩图 7-2）
描写：阑尾长 6cm，直径 1cm，表面充血，有少量白色脓性渗出物。
诊断：_____

3. Subacute fulminant hepatitis（彩图 7-3）
病史摘要：患者，男，28 岁，3 个月来不规则发热伴食欲减退、肝区疼痛、皮肤巩膜发黄及经常鼻出血，大便灰白色。近 1 个月来腹部膨胀，黄疸加剧。2 天来烦躁不安，之后转入昏迷，最终抢救无效死亡。
描写：肝体积缩小，左右径 18cm，上下径最厚处仅 6cm，尤以左叶缩小明显。肝表面结节状，结节细小如米粒。切面隐约见米粒大小结节，界清，有少量纤维包围。另见淡黄色米粒大小病变（新鲜坏死灶），也以左叶为明显。
诊断：_____

4. Cirrhosis（彩图 7-4）
病史摘要：患者，男，38 岁。患慢性活动性肝炎 5 年。近一年来经常腹胀、食欲减退、乏力。近 3 个月出现黄疸、腹水。一周来出现昏迷，经抢救无效死亡。

描写：肝体积缩小，色褐黄，质地变硬。表面有弥漫性结节状隆起，结节普遍较小，比较一致，直径 0.3～0.5cm。切面见肝组织被上述结节所代替。结节间有纤细的纤维组织分隔。

诊断：_____

5. Hepatic carcinoma with cirrhosis（彩图 7-5）

描写：肝脏体积增大，表面有较大突起与凹陷，切面结节大小不一致。结节间结缔组织较宽。可见灰白色结节状物，质较松脆，可见出血。

诊断：_____

6. Carcinoma of esophagus（彩图 7-6）

描写：外科切除食管一段，长 6cm，切面管壁增厚，可见灰白色病灶 3 处，与黏膜相连，并向肌层至外膜生长，可见管腔狭窄。

诊断：_____

7. Gastric carcinoma（彩图 7-7）

观察要点：

① 病变大小、外形（不规则溃疡型）。

② 周围情况（隆起）。

③ 底部（出血、坏死）。

④ 浆膜面情况（有淋巴结转移）。

诊断：_____

8. Colonic carcinoma（彩图 7-8）

描写：大肠回盲部见一 10.0cm×4.0cm×4.0cm 巨大肿块，呈菜花状，该处黏膜溃疡形成，破坏肠壁。

诊断：_____

切片标本观察 →》

1. Cirrhosis（彩图 7-9）

观察要点：

① 正常肝小叶结构破坏。

② 假小叶形成。

③ 结节间有纤维分隔（纤维间隔较宽，炎症明显）。

诊断：_____

想一想：假小叶与肝小叶的不同点。

2. Gastric ulcer（彩图 7-10）

描写（分病变层次描写）：

_____

诊断：_____

3. Virus hepatitis（common type）（彩图 7-11）

观察要点：

① 肝细胞普遍肿胀，胞质内出现细颗粒。

② 部分呈气球样变的肝细胞，散在呈团分布。

③ 散在肝细胞胞质红染，胞核固缩，为嗜酸性坏死（即凋亡小体）。

诊断：_____

4. Acute fulminant hepatitis（彩图 7-12）

描写：肝细胞广泛坏死，结构消失，坏死区有大量淋巴细胞、单核细胞浸润。

诊断：_____

思考题 ➤➤

1.胃溃疡为什么常位于胃窦部，这与哪些因素有关？

2.造成胃、十二指肠溃疡难以愈合，愈合后易复发的原因有哪些？

3."肝多发性脓肿，在脓肿愈合后大量结缔组织增生，致使肝组织变硬、变形，导致肝硬化。"此话对吗？为什么？

4.请说明肝硬化形态发生过程中，增生的结缔组织有哪两种来源？

5.肝硬化后，若致病因子不消除（如肝炎、酒精损害、毒物慢性中毒损害肝细胞），假小叶可以进一步发生哪些改变？其机制是什么？

6.尸检时，发现肝内（切面及表面）有弥漫性、大小不等的结节，通过肉眼和切片显微镜观察，如何判断是肝硬化还是肝癌（结节型）。如果是肝癌，需要有哪些诊断依据？

7.请列表比较食管癌、胃癌、大肠癌、原发性肝癌的病因、大体形态类型及镜下形态类型。

8.归纳大肠癌、胃癌、食管癌、原发性肝癌的转移途径，分析每种癌的转移特点。

9.分析病毒性肝炎（乙型）、肝硬化、原发性肝癌三者之间的关系。

10.以急性普通型病毒性肝炎的病变为基础，解释临床上可能出现的症状和体征。

11.简述急性重型病毒性肝炎病理变化，并解释临床表现。

临床、病理案例 ⟫

案例1

患者，男，33岁。有胃溃疡史，近3年来经常上腹部疼痛、反酸和嗳气。疼痛常位于剑突下正中部位，多在餐后半小时左右开始，持续1~2小时。2天前开始解柏油样大便，今日柏油样大便比前日增多。

查体：面色苍白，额出冷汗，四肢发凉，呼吸浅促，脉搏细速，112次/分，血压90/70mmHg，肝、脾未触及，剑突下正中部位有轻度压痛。血常规见白细胞数及分类正常，红细胞数3.90×10^{12}/L，Hb 100g/L。胃镜下见胃小弯侧有溃疡。

问题：

(1) 患者患的是什么病？诊断依据是什么？

(2) 患者是否发生休克？如果存在，请说明属于哪一类休克。

(3) 简述本病的病因与发病机制。

_____

_____

案例2

患者，男，35岁。转移性右下腹痛2天，伴发热、呕吐。

查体：见急性病容，右下腹麦氏点处有压痛和反跳痛。

实验室检查：血常规见白细胞16×10^9/L。

住院经过：行急诊手术，见阑尾明显增粗，表面充血，覆有脓苔，切面见腔内有脓液，并见粪石，病理诊断为急性蜂窝织炎性阑尾炎。

问题：

(1) 什么是阑尾炎？

(2) 阑尾炎的病因及发病机制是什么？

(3) 阑尾炎有哪些病理变化和类型？

(4) 阑尾炎的结局和并发症有哪些？

_____

_____

案例3

患者，男，65岁，3年前发现肝大，常感乏力，肝区隐痛，食欲减退。肝功能检查谷丙转氨酶（SGPT）反复增高，偶达 300U/L，经治疗好转，反复发作。2 个月来有不规则发热、腹胀、下肢水肿、皮肤和巩膜发黄、恶心、厌食、乏力，自觉明显消瘦。近日来有咳嗽，腹胀加重，大便色暗红，尿量减少。

查体：面容灰暗，两眼巩膜黄染，高度消瘦，左肩、上胸部有多数出血点；腹大如鼓，腹壁静脉怒张，肝下界在肋缘下 6cm，脾肋缘下 3cm，双下肢凹陷性水肿。

实验室检查：红细胞 3.0×10^{12}/L，血红蛋白 71g/L，白细胞 2.9×10^9/L，中性粒细胞占 68%，SGPT 280U/L，血清总蛋白 58g/L（正常 60～80g/L），Pro-A 19g/L（正常 35～55g/L），Pro-G 39g/L（正常 20～29g/L），A：C＝1：2（正常 2：1）。X 线检查：两肺有多个散在圆形病灶，境界清楚。

住院经过：入院后经治疗，病情曾有过短暂好转，但很快又进行性恶化，腹胀日益明显，右上腹疼痛，呈明显恶病质，吐出咖啡色液体两次共约 500mL，有血性稀便，死亡前 4 天听诊发现主动脉瓣区有 3 级收缩期杂音，同时诉左腰部疼痛，并有血尿。

尸检所见：全身消瘦、黄疸、腹部膨隆、下肢水肿。腹腔内有草黄色液体8000mL，肠系膜、大网膜及壁层腹膜上有多数绿豆至黄豆大小白色结节。肠腔和胃内可见多量咖啡色液体。肝 1800g，大小为 24.0cm×15.0cm×7.0cm，表面及切面布满米粒、黄豆大小黄褐色结节，并见弥漫分布的灰白色从豌豆到樱桃大的结节，后者有的中心出现坏死。肝质地坚硬，切之有阻力。镜检：肝小叶结构消失，代之以多数肝细胞结节，其中肝细胞排列紊乱，中央静脉缺如或偏位，结节处有宽窄不一的结缔组织包绕。眼观灰白色结节镜下为多数细胞巢组成，细胞核深染，富有血窦。肺表面及切面散在分布多个黄豆至核桃大小的圆形结节，色灰白。镜检：部分肺组织被增生细胞所取代，细胞核深染，富有血窦。脾 815g，包膜紧张，脾髓暗红色。镜检：脾窦扩大，淤血，脾索及小梁增生。食管黏膜下静脉增粗、扩张，有细小破裂口。心 260g，各瓣膜菲薄，无黏连、无畸形。主动脉瓣见粉红色息肉状赘生物附着，赘生物边缘瓣膜已有破坏、脱落。镜检：赘生物由纤维素构成，无明显中性粒细胞渗出，无细菌丛生长，无肉芽组织形成。肾表面见 7.0cm×5.5cm 不规则黄白色病灶，伴出血，病灶边缘为红色带。镜检：病灶周围见凝固性坏死带、充血带、正常带。

问题：

（1）做出本例的病理诊断。

（2）本例各病变之间的关系怎样？试用箭头来表示。

（3）用病理改变来解释临床症状和体征。

（4）本例腹水与炎症渗出的腹水有什么不同？

案例4

患者，男，51 岁。1 年前自觉胸骨后有烧灼感及刺痛，未在意。半年前进食有阻挡感，2 个月前进流质食物或饮水也感到有阻挡感，伴体重下降，遂到医院就诊。查体见患者消瘦。胃镜见食管中段有溃疡性肿物，大小 4.5cm×2.8cm，取活检，病理检查见癌细胞排列成巢状，可见角化珠，诊断为高分化鳞状细胞癌。次日行食管癌切除术，见肿物大小为 4.0cm×2.5cm，边缘高起，不整，底部有出血坏死。镜下示高分化鳞状细胞癌，侵达外膜，食管旁淋巴结鳞癌转移。

问题：

（1）什么是食管癌？

（2）引起食管癌的病因及发病机制有哪些？

（3）食管癌主要发生在食管的哪些部位？有哪些病理变化？

（4）食管癌有哪些转移途径？

（5）用食管癌的病理改变来解释临床症状。

_____

_____

案例5

患者，女，55 岁。2 个月前出现腹部疼痛伴有大便带血，体重下降。查体见右下腹触及一肿块，轻压痛。直肠镜检查发现在回盲部有一直径约为 4.5cm 的隆起性肿物，表面有溃疡。取活检，病理诊断为大肠黏液腺癌，遂住院行大肠癌根治切除手术。送检大肠癌根治切除标本，回盲部见一溃疡型肿物，大小 5.0cm×4.5cm×2.0cm，累及肠管全周，较表浅，边界欠清，表面及切面半透明胶冻状；镜下诊断为盲肠黏液腺癌，侵袭至外膜及肠系膜，肠周淋巴结黏液腺癌转移。

问题：

（1）什么是大肠癌？大肠癌的病因及发病机制有哪些？

（2）大肠癌的好发部位及病变特点是什么？有哪些类型？

（3）大肠癌的扩散方式有哪些？

（4）如何对大肠癌进行分期？有什么意义？

（5）结合案例分析该病的临床病理联系。

_____

_____

实验八 ▸▸

泌尿系统疾病

重点要求 ▸▸▸

1. 急性和慢性肾小球肾炎的肉眼观及镜下病理改变。
2. 慢性肾盂肾炎的肉眼观特点。

习题八　泌尿系统疾病

大体标本观察 ▸▸▸

1. Acute glomerulonephritis（彩图 8-1）

病史摘要：患者，女，10 岁，眼睑水肿 2 月，逐渐发展至全身水肿，近 1 周尿量减少，肉眼血尿，血压 140/90mmHg。

描写：肾脏体积增大，表面光滑（包膜已剥离），色淡红，有紫红色点状病灶（如蚤咬状）。切面皮质略增厚，见紫红色斑点。

诊断：_____

想一想：标本中紫红色斑点怎样形成？本例肾体积增大的原因有哪些？

_____

2. Chronic glomerulonephritis（彩图 8-2）

病史摘要：患者，男，23 岁，因全身水肿加重、气短 1 天而入院。患者于 7 岁时即有"肾炎"，经常感冒后出现水肿。5 年前检查发现血压 150/85mmHg，尿含蛋白、红细胞及颗粒管型，比重 1.005。1 天前过度劳累后发生头痛、嗜睡、高度水肿。检查：血压 200/120mmHg，非蛋白氮（NPN）180mg/dL。

描写：肾明显缩小，质地变硬，表现不平呈细颗粒状。切面皮质变薄，纹理不清。

诊断：_____

3. Chronic pyelonephritis（彩图 8-3）

描写：_____

诊断：_____

想一想：肾标本中的瘢痕是如何形成的？它与慢性肾炎的瘢痕有什么不同？为什么？

_____

4. Papillary carcinoma of bladder（彩图 8-4）

描写：肿瘤已和膀胱壁分离，多数呈乳头状，色灰红或灰白。

诊断：_____

切片标本观察 ➡➡

1. Acute glomerulonephritis（彩图 8-5）

观察要点：

① 肾小球是否增大，细胞是否增多。

② 肾小球内仔细用高倍镜检查有无中性粒细胞浸润。

③ 肾小管（主要找近曲小管）上皮是否有水肿的形态改变。

描写：_____

诊断：_____

2. Chronic glomerulonephritis（彩图 8-6）

观察要点：

① 肾小球是否缩小及大量纤维化（玻璃样变）。

② 肾小管是否大量萎缩。

③ 有无代偿性肥大的肾单位。

④ 扩大的肾小管内有无蛋白管型。

⑤ 细小血管有无改变。

描写：_____

诊断：_____

3. Rapidly progressive glomerulonephritis（彩图 8-7）

描写：肾小球体积增大、充血，肾小球囊壁层上皮细胞增生，新月体或环状体形成。肾近曲小管上皮细胞肿胀，内有红色颗粒，管腔内有透明管型。

诊断：_____

4. Chronic pyelonephritis（彩图 8-8）

观察要点：

① 肾盂黏膜上皮及黏膜下结缔组织增生。

② 肾组织内有大片瘢痕形成,其间肾单位消失,大量中性粒细胞浸润。

③ 未累及的肾小球及肾小管有的纤维化,有的代偿性肥大,管腔内有蛋白管型。

诊断: _____

思考题 —≫

1.肾性水肿和心源性水肿形成过程有什么不同?造成这些区别的原因是什么?

2.慢性肾小球肾炎后期,肾小球数目大量减少,但尿量反见增加,为什么?

3.慢性肾小球肾炎是急性肾小球肾炎转化而来,这种说法对吗?为什么?

4.从病因、病理变化、症状及尿液改变等方面来列表比较肾小球肾炎和肾盂肾炎的不同点。

5.慢性肾小球肾炎引起的固缩肾最容易与什么疾病的固缩肾混淆?哪些疾病可引起固缩肾?如何区别?

临床、病理案例 —≫

案例1

患者,女,7岁,3天前早起发现双眼睑出现轻度水肿,以后逐渐加重遍及颜面、四肢以至全身,伴有尿量减少。入院前1天夜间开始出现气促、呼吸困难,伴有轻度发热,睡眠不佳。急诊入院,入院当天下午呼吸困难明显加重,不能平卧,精神差,并有发热及咳嗽,全身水肿明显,尿量更少,呈洗肉水样颜色。患儿4个月前双下肢发生脓疱疮,至今仍有少数未愈。

查体:体温38℃,脉搏120次/分,血压150/120mmHg,两侧颈静脉轻度怒张,心界稍扩大,心音弱,心率120次/分,两肺可闻及少许湿啰音。肝右肋下5cm,脾左肋下2cm。口唇发绀,鼻翼稍扇动。

实验室检查:血常规见红细胞 $3.68×10^{12}/L$,血红蛋白95g/L,白细胞 $13.9×10^9/L$,中性粒细胞占74%,淋巴细胞占23%,嗜酸性粒细胞占2%,单核细胞占1%。尿常规见红细胞(++),蛋白(++),透明管型(+),颗粒管型少许。

问题:

(1)根据上述病史及检查所见做出病理诊断并说明主要依据。

(2)用所学病理知识解释血尿、蛋白尿、少尿、高血压、呼吸困难等临床表现。

案例2

患者，男，3岁。10天前开始发热，伴轻度咳嗽，无痰，数天后热退。入院前3天，发现颜面及上眼睑明显水肿，尿量减少，水肿逐渐累及两下肢，并见腹部膨大，气急，不能平卧，因而入院治疗。既往无水肿史。

查体：体温 39.2℃，呼吸 48 次/分，血压正常，心率 142 次/分，心律齐，心界向左扩大。肺部有细小湿啰音。腹部丰满膨隆，脐凹消失，叩之有移动性浊音。肝下界肋下 5cm，剑突下 4cm，质地柔软，无压痛。

实验室检查：血常规见白细胞 9.8×10^9/L，中性粒细胞 68%，淋巴细胞 30%，单核细胞 2%；尿常规见蛋白（＋＋），白细胞（＋），红细胞（＋＋＋），颗粒管型（＋＋）；血及尿细菌学检查阴性。生化检查见尿素氮 70mmol/L（正常 3.2～7.0mmol/L），CO_2 结合力 10.9mmol/L（正常 23～31mmol/L），尿素清除率为正常的一半。

住院经过：住院第 3 天，患者昏迷，呼吸深而快，58 次/分，心率 156 次/分，经抢救无效死亡。

尸检所见：眼睑、颜面及四肢水肿，压之留指痕。腹腔有橘黄色积液 100mL，心包腔、胸膜腔各有少量积液。两肾共重 95g，表面光滑，包膜易剥离，色略红并可见蚤咬样出血点。切面包膜轻度外翻，皮髓质分界尚清楚。镜下肾小球体积增大，毛细血管内皮细胞及间质细胞增生，白细胞浸润；部分毛细血管基底膜疏松增厚。近曲小管上皮细胞肿胀，胞浆内见密集嗜酸性颗粒，腔内见颗粒管型及蛋白管型。肾间质血管扩张充血，淋巴细胞浸润。心脏体积明显大于死者右拳，左、右心室腔明显扩张。镜下见心肌纤维断裂，间质水肿。两肺暗红色，质较实，切面挤压后有黏液状暗红色液体流出。镜下见肺泡间隔增宽，毛细血管明显扩张、淤血，伴散在淋巴细胞、中性粒细胞浸润；肺泡腔内见淡红色浆液及巨噬细胞。肝脏重 1500g，暗红色，切面包膜外翻，镜下见肝小叶结构存在，肝窦扩张、淤血，肝细胞肿胀，胞浆内见大量嗜酸性颗粒。

问题：

（1）请做出本例的病理诊断并列出诊断依据。

（2）用病理改变来解释临床症状和体征。

（3）试分析本例死亡原因。

患者，男，60岁。1年前出现腰痛伴有血尿，呈间歇性，近1个月来食欲减退、疲乏、体重锐减，不规则发热4天。查体触及腹部包块。超声示右肾区有一12.0cm×9.0cm肿物。血常规检查见血红蛋白210g/L。

问题：

（1）什么是肾细胞癌？

（2）肾细胞癌病变特点是什么？

（3）用肾细胞癌的病理改变来解释临床症状。

（4）肾细胞癌的预后如何？

实验九 ▶▶
女性生殖系统及内分泌系统疾病

重点要求 ━━≫

1.乳腺癌、子宫颈癌、滋养细胞肿瘤的病理特点。
2.弥漫性毒性甲状腺肿、弥漫性非毒性甲状腺肿、甲状腺腺瘤的病理特点。

习题九 女性生殖系统及内分泌系统疾病

大体标本观察 ━━≫

1. Leiomyoma of the uterus（彩图 9-1）

描写：子宫肌壁间见一灰白色结节，大小 9.5cm×8.5cm×8.0cm，质韧，切面呈灰白编织状。

诊断：＿＿＿＿＿＿＿＿＿＿＿＿＿＿＿＿＿＿＿＿＿＿＿＿＿

2. Carcinoma of the cervix（彩图 9-2）

描写：子宫增大，宫颈肿瘤浸润性生长，并沿宫颈管及宫腔内膜向四周蔓延。浸润生长之处呈破絮状坏死及局部出血（镜检证实为鳞癌）。

诊断：＿＿＿＿＿＿＿＿＿＿＿＿＿＿＿＿＿＿＿＿＿＿＿＿＿

3. Hydatidiform mole（彩图 9-3）

病史摘要：患者，女，28 岁，已婚。停经 3 个月，腹部增大。检查无胎心音，B 超未发现胚胎。

描写：少量宫腔刮出物，形如葡萄，大者黄豆大，小者米粒大，半透明。

诊断：＿＿＿＿＿＿＿＿＿＿＿＿＿＿＿＿＿＿＿＿＿＿＿＿＿

4. Invasive mole（彩图 9-4）

描写：子宫明显增大，在子宫底部深肌层处有大小为 2.5cm×2.5cm 的绒毛状组织浸润，破坏肌层，伴出血。

诊断：_____

5. Choriocarcinoma of the uterus（彩图 9-5）

描写：子宫高度增大，子宫腔内有淡黄色团块状物，质松脆，有出血、坏死。肿块与子宫壁相连并浸润子宫肌层。

诊断：_____

6. Mucinous cystadenoma of ovary（彩图 9-6）

描写：肿瘤包膜完整，表面光滑，切面有多个囊腔形成，囊壁较薄，厚薄不一，腔内充满棕色黏液。

诊断：_____

7. Carcinoma of the breast（彩图 9-7）

描写：_____

_____

（描写提示：乳房已切开，观察肿瘤的大小、外形，有无浸润，相应皮肤及乳头状况）

诊断：_____

8. Hyperthyroidism（彩图 9-8）

病史摘要：患者，女，24 岁。近两年来食欲亢进，易发怒、出汗、手抖，逐渐消瘦，颈部略显增大。

描写：甲状腺较正常略大，切面呈紫红色（新鲜时），结构致密似肌肉（因胶质减少）（如手术前用碘治疗，则滤泡胶质较多，切面棕黄）。

诊断：_____

9. Nodular colloid goiter（彩图 9-9）

描写：甲状腺肿大，切面有三个结节，结节内有大量棕色胶质形成。

诊断：_____

10. Adenoma of the thyroid（彩图 9-10）

描写：肿瘤呈圆球状，境界清楚，切面见肿瘤由滤泡构成，内有棕色胶质，中央部分有出血、坏死。

诊断：_____

11. Carcinoma of thyroid（彩图 9-11）

描写：椭圆形球状物，呈鹅蛋大，境界清楚，切面见大小不同的灰白色病灶，大者 4.0cm×3.0cm，有坏死及囊性变。

诊断：_____

切片标本观察 ➡➡

1. Endometrial hyperplasia（彩图 9-12）

观察要点：

① 子宫内膜腺体上皮增生，呈柱状，密集分布，有的扩张。

② 间质细胞呈梭形，增生密集。

诊断：_____

2. Hydatidiform mole（彩图 9-13）

观察要点：

① 绒毛水肿、增大，形成水泡。

② 绒毛内无血管。

③ 不同程度滋养层细胞增生。

诊断：_____

3. Invasive hydatidiform mole（彩图 9-14）

描写：_____

_____

诊断：恶性葡萄胎

4. Choriocarcinoma（彩图 9-15）

观察要点：

① 肿瘤由两种异型的滋养层细胞构成，呈浸润性生长。

② 出血坏死明显。

③ 不见绒毛。

诊断：_____

5. Carcinoma of the breast（彩图 9-16）

描写：肿瘤细胞形成团块状、条索状，有异型性，呈浸润性生长。

诊断：_____

6. Hyperthyroidism（彩图 9-17）

描写：甲状腺滤泡上皮增生，呈高柱状，部分呈乳头状突向滤泡腔。胶质稀少。间质血管丰富。

诊断：_____

思考题 ➡➤➤

1.从病理角度，在乳房肿块检查时，应该注意哪些方面？如何区别良恶性？

2.乳腺癌和宫颈癌的浸润、转移规律如何？

3.葡萄胎、恶性葡萄胎、绒毛膜癌三者之间有什么关系。它们的病理特点如何？

4.弥漫性非毒性甲状腺肿与弥漫性毒性甲状腺肿在发病机制、病理变化、预防上有哪些不同？

5.甲状腺肿瘤的良恶性有什么区别？

6.患者，女，3个月前诊断为"葡萄胎"，近日出现咳嗽、咯血。胸部 X 线片发现两肺有弥漫性点片状阴影，可能是什么？应进一步做何检查？

7.临床上做诊断性刮宫时，刮出大量半透明水泡样组织，根据刮出物，能否鉴别是良性葡萄胎或是恶性葡萄胎？为什么？

8.癌的转移一般以淋巴转移为主，但在你学过的癌中，有的是以血道转移为主，它们是什么癌？

临床、病理案例 ➡➤➤

案例1

患者，女，55岁，已婚，两年前绝经，3个月前出现阴道不规则流血。阴道镜检查子宫颈病变处黏膜潮红，颗粒状，质脆，触之出血，呈糜烂样。子宫大小及双侧附件正常，阴道壁未见异常。局部取材病理组织学检查，镜下见癌细胞累及宫颈鳞状上皮全层，并沿基底膜蔓延至子宫颈腺体内，取代部分腺上皮，另见局部区域癌细胞突破基底膜，向固有膜间质内浸润，形成小条索状，深度约 4mm。癌旁鳞状上皮可见Ⅱ级非典型增生。

病理诊断：_____

问题：

（1）什么是非典型增生？如何对其进行分级？如何理解子宫颈上皮内肿瘤？

（2）什么是宫颈原位癌？它和浸润癌有什么区别？

（3）子宫颈癌的病理变化是什么？

（4）子宫颈癌的发生发展过程如何？扩散方式有哪些？

（5）用子宫颈癌的病理改变来解释临床症状和体征。其临床检查方法有哪些？

（6）子宫颈癌的病因、发病机制是什么？

_____

_____

案例2

患者，女，34 岁，已婚。半年前人工流产，近 3 个月阴道不规则流血。咳嗽、咯血半个月入院。妇科检查：子宫体积稍大，双附件区未查见异常，阴道壁见一紫色结节。实验室检查见血和尿 HCG 增高。X 线胸片见右肺有两个球形病灶，直径分别为 1cm 和 1.5cm。行子宫及双附件切除术。

病理检查：子宫底部见一直径 3cm 的出血性结节，似血肿样，质脆，肿物侵入肌层达浆膜。阴道壁结节呈暗红色，直径 0.7cm。镜下：子宫底结节由细胞滋养层细胞和合体滋养层细胞组成，细胞异型性明显，瘤组织中未见间质或血管，出血、坏死显著。阴道壁结节镜下病变同子宫底部结节病变。病理诊断：子宫绒毛膜癌，阴道壁和肺转移。

问题：

（1）什么是绒毛膜癌？

（2）绒毛膜癌的病理变化特点是什么？

（3）用绒毛膜癌的病理改变来解释临床症状和体征。

（4）本例的诊断依据是什么？需与哪些疾病鉴别？

_____

_____

案例3

患者，女，24 岁，未婚，无性生活史。患者既往月经规律，无痛经史。5 个月前因月经中期少量出血，B 超示右附件囊肿，大小 6.0cm×4.0cm，子宫未见异常。定期复查未治疗，随访发现囊肿变化不大。患者发病以来，无明显腹胀、腹痛，精神食欲尚可，无盆腔、腹腔疾病既往史。实验室检查：尿常规正常，CA-125 正常，AFP 正常。B 超示子宫大小正常，右附件区可探及 7.5cm×6.0cm×5.0cm 混合性回声，彩超其内未见明确血流。下腹部平片：右下腹可见局部钙化灶。手术切除肿块，镜下见三个胚层的成熟组织，如皮肤、毛囊、汗腺、脂肪、软骨等组织。

病理诊断：_____

问题：

（1）卵巢会发生哪些肿瘤，常见肿瘤的病理变化及临床表现如何？

（2）什么是畸胎瘤？如何区别成熟畸胎瘤和不成熟畸胎瘤？

_____

_____

案例4

患者，女，50岁。无意中发现右乳房无痛性肿块，以往有结核病史。查右乳房较对侧为高，外上象限皮肤粗糙似橘皮状，乳头下陷，局部可触及一个直径约3cm的肿块，质硬，边界不清，活动度差，右腋下可触及1.0cm×1.0cm大小淋巴结2个，质稍硬、活动。X线检查：肺部正常。

患者行活体组织检查（手术中快速病理检查），肿块直径3cm，灰白色，质硬，界限不清。镜下：肿瘤呈浸润性生长。瘤细胞排列成实性片状、条索状，间质多于实质，瘤细胞异型性明显。病理诊断：右乳腺浸润性导管癌（硬癌）。

问题：

（1）与乳腺癌发生的相关因素有哪些？

（2）乳腺癌的组织类型和相应的病理变化特点是什么？

（3）乳腺癌的扩散方式有哪些？

（4）本例患者有哪些临床表现，其治疗及预后评估如何？

实验十 ▶▶

传染病与寄生虫病

重点要求 ➡➤➤

1. 流行性脑脊髓膜炎（流脑）、流行性乙型脑炎（乙脑）、伤寒、细菌性痢疾（菌痢）、阿米巴肠病及血吸虫病的病变特征，它们与有关临床表现的关系。

2. 结核病的基本病变及肺结核的类型和病变特点。

实验十　传染病
与寄生虫病

大体标本观察 ➡➤➤

1. Typhoid fever（彩图 10-1）

描写：回肠一段，回肠末端集合淋巴结增生肿大，标本中突出的肠黏膜即是三个增生肿胀的集合淋巴结，并且表面已坏死，脱落形成溃疡，病灶呈椭圆形，边缘稍隆起，长轴与肠轴平行。

诊断：_____

2. Amoebiasis of the colon（彩图 10-2）

描写：结肠一段，长 25cm，黏膜可见多发性小溃疡，散在分布，溃疡边缘不整，口小，溃疡之间的黏膜正常。

诊断：_____

3. Amoebiasis of the liver（彩图 10-3）

病史摘要：患者，男，18 岁，慢性腹泻。右下腹隐痛 3 年。近 2 个月右上腹痛，时有畏寒、发热，逐渐消瘦。查体见体形消瘦，肝肋下 4cm，压痛及叩击痛明显，右下腹轻度压痛。

描写：肝切面，于右叶顶部见一 2.0cm×1.5cm 的坏死区，与周围肝组织境界不清，坏死物呈破絮状。肝其他部位也可见散在坏死病灶。

诊断：_____

想一想：该病变发展下去局部会产生什么后果？

_____

4. Epidemic cerebrospinal meningitis（彩图 10-4）

病史摘要：患儿，男，12 个月。高热、哭闹、呕吐 1 天，抽搐、双目发呆 1 小时来院。

查体：体温 41.5℃。昏睡，前囟隆起，颈项强直，全身皮肤可见散在出血点。血常规检查：白细胞 $21.8×10^9$/L，中性粒细胞 98%，淋巴细胞 2%。入院经抢救无效，于 4 小时后死亡。

描写：_____
诊断：_____

5. Primary pulmonary TB（彩图 10-5）

描写：肺下叶上部近胸膜处见一黄豆大的灰白病灶，肺门淋巴结肿大，大小如绿豆或豌豆，切面可见干酪样坏死。

诊断：_____

6. Acute miliary TB of the colon（彩图 10-6）

描写：肠系膜、肠浆膜表面可见大量弥漫、均匀分布、粟粒状灰白色病灶。

诊断：_____

7. Infiltrative pulmonary TB（彩图 10-7）

描写：左肺肺尖可见一黄豆大淡黄色病灶，境界尚清，病灶无纤维化，周围无纤维包绕。

诊断：_____

8. Chronic cavernous TB of the lung（彩图 10-8）

描写：肺切面，肺尖及上部可见多个干酪样坏死病灶，病灶周围纤维组织增生。病灶下方见一不规则形裂隙状空洞，壁较薄。

诊断：_____

9. Chronic fibro-cavernous of pulmonary TB（彩图 10-9）

描写：肺组织内可见一 2.0cm×1.5cm 空洞，境界清楚，洞壁厚约 0.4cm，洞内有干酪样坏死。余肺未见异常病变。

诊断：_____

10. TB of the kidney（彩图 10-10）

描写：_____
诊断：_____

11. Schistosomiasis of liver（彩图 10-11）

病史摘要：患者，男，63 岁。年幼时慢性腹泻，有时有脓血便。近 3 年来乏力，食欲差。近半月来腹胀不断加剧。

描写：肝体积增大，表面不平，有大小不等的隆起与沟纹，切面见汇管区结缔组织增生，并呈树枝状伸出，互相连接，把肝组织分割成许多大小不等的区域。

诊断：_____

12. Schistosomiasis of colon（彩图 10-12）

病史摘要：与上例为同一患者。

描写：结肠黏膜上皮局限性增生，形成许多绿豆及芝麻大小突出于黏膜的带蒂肿物。黏膜面可见细小的溃疡形成。

诊断：_____

13. Splenomegaly of schistosomiasis（彩图 10-13）

描写：脾肿大，大小为 23.0cm×15.0cm×14.0cm，质地坚韧，包膜增厚。切面暗红色，偶见陈旧出血灶和纤维组织增生。

诊断：_____

14. Epidemic hemorrhagic fever（彩图 10-14）

描写：右心房内膜下见大片出血。

诊断：_____

切片标本观察 —➤➤

1. Tuberculosis（彩图 10-15）

描写：肺组织纤维化，其中有干酪样坏死，坏死周围可见朗汉斯巨细胞和上皮样细胞，形成结节状。

诊断：_____

想一想：为什么结核结节又叫结核性肉芽肿。

_____

2. Egg nodule of acute schistosomiasis（彩图 10-16）

描写：汇管区见多处坏死，有嗜酸性粒细胞浸润，色红，坏死中央可见新鲜的血吸虫虫卵。

诊断：_____

3. Typhoid fever（彩图 10-17）

描写：回肠淋巴组织内有大量单核巨噬细胞增生，偶见吞噬核碎屑，此即伤寒细胞，后者聚集形成伤寒小结（伤寒肉芽肿）。

诊断：_____

4. Amobiasis of colon（彩图 10-18）

描写：肠黏膜见溃疡形成，溃疡底部和边缘为残留坏死组织，炎症反应轻微，仅见少量淋巴细胞和浆细胞浸润，在正常与坏死组织交界处可见散在阿米巴滋养体，阿米巴滋养体较巨噬细胞略大，略呈圆形，核较小而圆，胞浆含有空泡并常吞噬有红细胞。

诊断：_____

5. Epidemic cerebrospinal meningitis（彩图 10-19）

描写：蛛网膜下腔增宽，其内有大量中性粒细胞渗出，并混有纤维蛋白及少量淋巴细胞，脑实质有充血、水肿改变。

诊断：_____

6. Epidemic encephalitis B（彩图 10-20）

观察要点：

① 脑灰质（近白质）有多个筛状坏死病灶，其中神经细胞消失，尚留少许纤维。

② 神经细胞变性。

③ 血管充血，周围淋巴细胞浸润。

④ 局灶见胶质细胞增生。

诊断：_____

思考题 ➡➤

1.结核病的基本病变中，什么病变有特征性？

2.原发性肺结核与继发性肺结核有什么不同？继发性肺结核主要有哪些类型？

3.为什么说伤寒临床表现的严重程度与病理变化轻重之间不一致？

4.伤寒、菌痢、阿米巴肠病及肠结核的肠道溃疡在形态上各有什么特征？

5.伤寒、菌痢、阿米巴肠病及肠结核中，哪些易发生肠道狭窄？哪些易发生肠穿孔？为什么？

6.门脉性肝硬化与血吸虫性肝硬化在形态上有何异同？根据血吸虫病最后引起肝纤维化的病理结果，简述血吸虫性肝硬化比门脉性肝硬化引起的门脉高压更严重的原因。

7.阿米巴性肝脓肿是脓肿吗？试比较阿米巴性肝脓肿与细菌性肝脓肿的异同。

8.某患者因患伤寒住院治疗，入院 2 周后体温开始下降，精神好转，自觉饥饿。此时作为医生，应注意什么问题？为什么？

9.试从病因、病理变化、症状和脑脊液变化等比较流脑和乙脑的异同。

10.患者腹痛、腹泻、黏液血便 2～3 天，试从病因、病变及大便检查等方面分析，患者可能患哪些疾病？

11.在所学的传染病及寄生虫病中，哪些疾病可形成肉芽肿？各种肉芽肿的名称和组织结构有何不同？

附　录 ▶▶
病理学常用英语词汇

acidophilic body	嗜酸小体
acute inflammation	急性炎症
acute viral hepatitis	急性病毒性肝炎
adenocarcinoma	腺癌
adenoma	腺瘤
air embolism	空气栓塞
alteration	变质
alveolar carcinoma	肺泡上皮癌
amyloid degeneration	淀粉样变性
anaplasia	间变
anemic infarct	贫血性梗死
anterior poliomyelitis	脊髓前角灰质炎
apoptosis	凋亡
appendicitis	阑尾炎
atherosclerosis	动脉粥样硬化
atrophic gastritis	萎缩性胃炎
atrophy	萎缩
atypia	异型性
autopsy	尸体解剖
bacillary dysentery	细菌性痢疾
bacterial endocarditis	细菌性心内膜炎
bacterial pneumonia	细菌性肺炎
biopsy	活组织检查
bridging necrosis	桥接坏死
bronchial asthma	支气管哮喘
bronchiectasis	支气管扩张

bronchopneumonia	支气管肺炎
Burkitt lymphoma	Burkitt 淋巴瘤
cachexia	恶病质，恶液质
carcinoid	类癌
carcinoma	癌
cardiomyopathy	心肌病
caseous necrosis	干酪样坏死
caseous pneumonia	干酪性肺结核
cavity	空洞
diffuse glomerulonephritis	弥漫性肾小球肾炎
dry gangrene	干性坏疽
duodenal ulcer	十二指肠溃疡
edema	水肿
embolism	栓塞
embolus	栓子
emphysema	肺气肿
epidemic meningitis	流行性脑膜炎
fat embolism	脂肪栓塞
fatty degeneration	脂肪变性
fibrinoid necrosis	纤维素样坏死
fibroadenoma	纤维腺瘤
fibroma	纤维瘤
fibrosarcoma	纤维肉瘤
gangrene	坏疽
gas gangrene	气性坏疽
gastritis	胃炎
granular atrophic kidney	颗粒性固缩肾
granulation tissue	肉芽组织
heart failure	心力衰竭
hemorrhagic infarct	出血性梗死
hemosiderin	含铁血黄素
hyaline degeneration	玻璃样变性
hyaline membrane	透明膜
hydropic degeneration	水性肿胀（水样变性）
hyperplasia	增生
hypertension	高血压

hypertrophy	肥大
infarct	梗死
inflammation	炎症
inflammatory polyp	炎性息肉
leiomyoma	平滑肌瘤
leiomyosarcoma	平滑肌肉瘤
leukemoid reaction	类白血病反应
lipoma	脂肪瘤
liposarcoma	脂肪肉瘤
liquefactive necrosis	液化性坏死
lobar pneumonia	大叶性肺炎
lobular pneumonia	小叶性肺炎
lymphoma	淋巴瘤
malignant tumor	恶性肿瘤
melanin	黑色素
melanoma	黑色素瘤
metaplasia	化生
metastasis	转移
mixed tumor	混合瘤
moist gangrene	湿性坏疽
myocardial infarction	心肌梗死
myoma	肌瘤
myxoma	黏液瘤
necrosis	坏死
nephritic syndrome	肾病综合征
oncogene	癌基因，原癌基因
organization	机化
osteosarcoma	骨肉瘤
papilloma	乳头状瘤
peptic ulcer	消化性溃疡
piecemeal necrosis	碎片状坏死
primary complex	原发综合征
pulmonary abscess	肺脓肿
pulmonary emphysema	肺气肿
pulmonary tuberculosis	肺结核
regeneration	再生

rheumatism	风湿症
sarcoma	肉瘤
sclerosis	硬化
serous cystadenoma	浆液性囊腺瘤
squamous cell carcinoma	鳞状上皮癌
teratoma	畸胎瘤
thromboembolism	血栓栓塞
thrombosis	血栓形成
thrombus	血栓

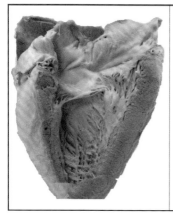
彩图 1-1

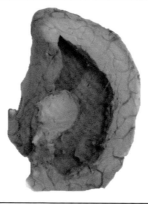
彩图 1-2

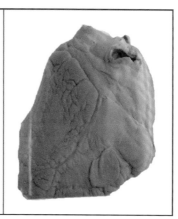
彩图 1-3

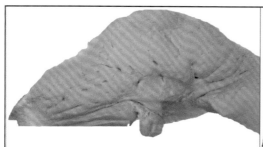
彩图 1-4

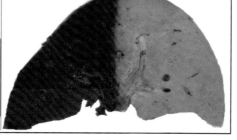
彩图 1-5

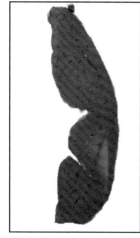
彩图 1-6

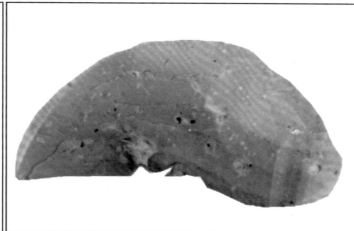
彩图 1-7

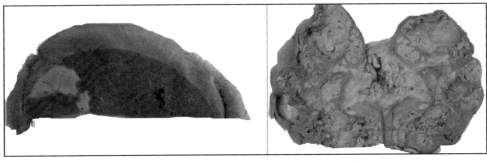

彩图 1-8   彩图 1-9

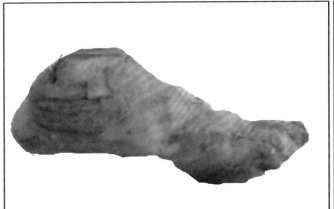

彩图 1-10

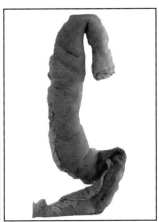

彩图 1-11

实验一　切片标本图示

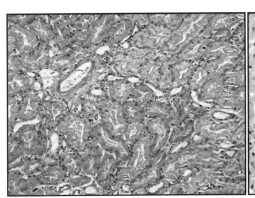

彩图 1-12

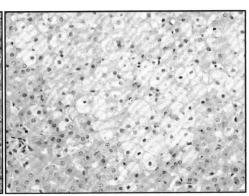

彩图 1-13

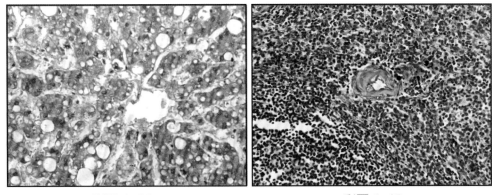

彩图 1-14   彩图 1-15

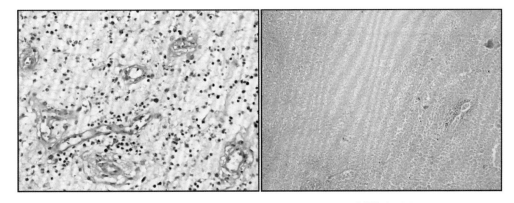

彩图 1-16   彩图 1-17

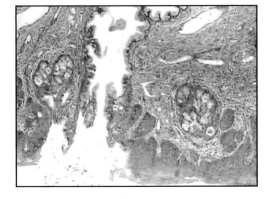

彩图 1-18

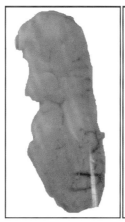
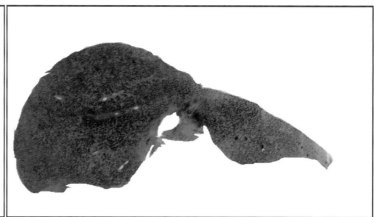

彩图 2-1　　　　　　　　　　　彩图 2-2

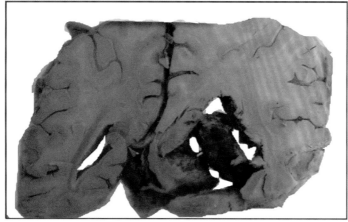
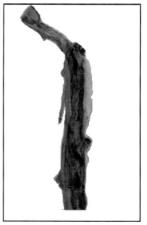

彩图 2-3　　　　　　　　　　　彩图 2-4

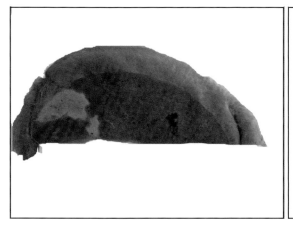

彩图 2-5

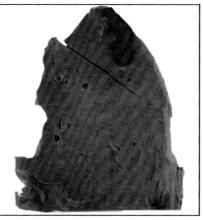

彩图 2-6

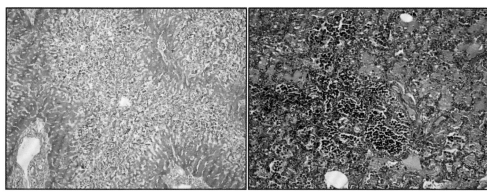

彩图 2-7

彩图 2-8

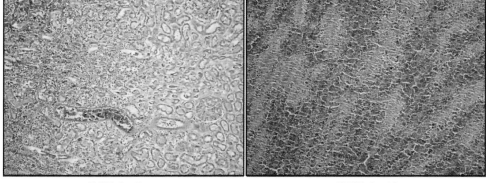

彩图 2-9

彩图 2-10

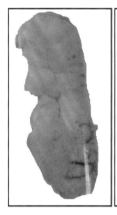

彩图 3-1

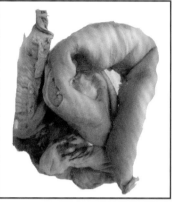

彩图 3-2

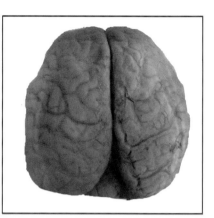

彩图 3-3

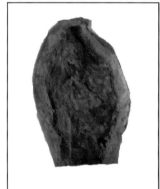

彩图 3-4

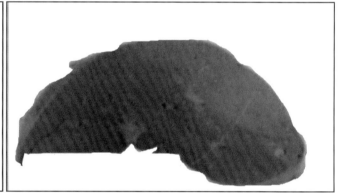

彩图 3-5

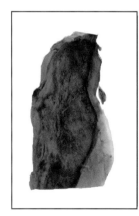

彩图 3-6

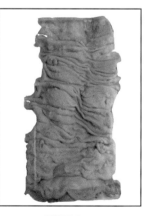

彩图 3-7

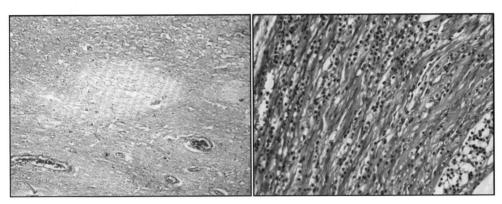

彩图 3-8	彩图 3-9

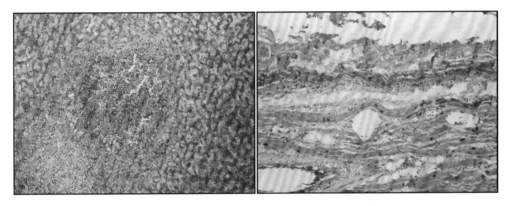

彩图 3-10	彩图 3-11

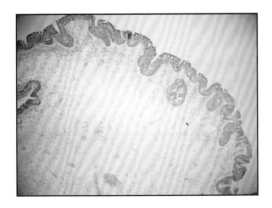

彩图 3-12

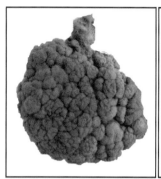

彩图 4-1

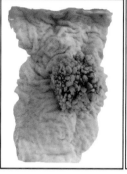

彩图 4-2

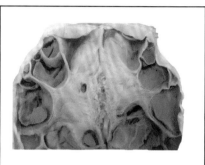

彩图 4-3

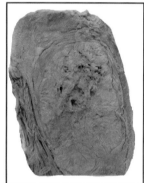

彩图 4-4

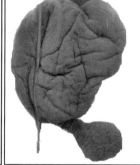

彩图 4-5

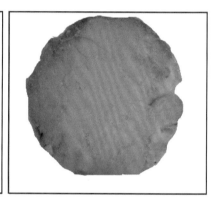

彩图 4-6

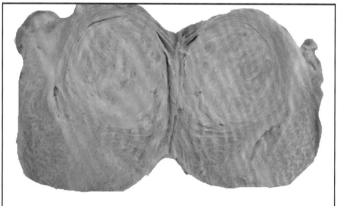

彩图 4-7

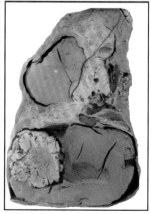

彩图 4-8

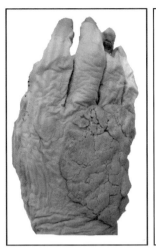

彩图 4-9

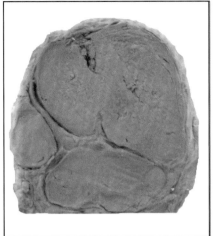

彩图 4-10

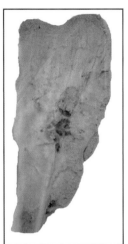

彩图 4-11

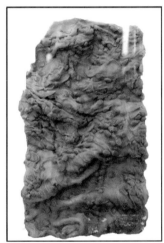

彩图 4-12

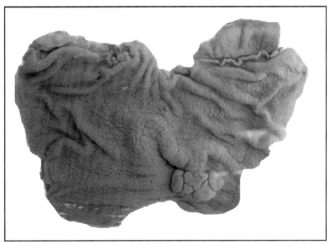

彩图 4-13

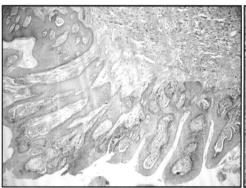

彩图 4-14

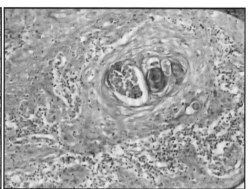

彩图 4-15

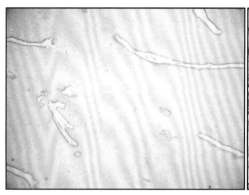

彩图 4-16

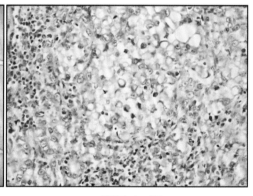

彩图 4-17

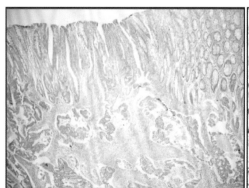

彩图 4-18

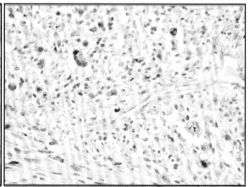

彩图 4-19

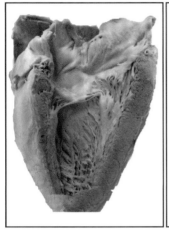

彩图 5-1

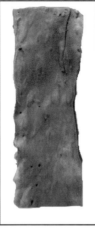

彩图 5-2

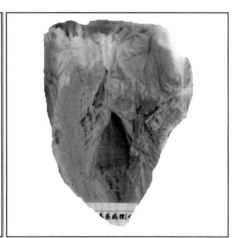

彩图 5-3

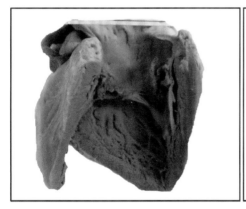

彩图 5-4

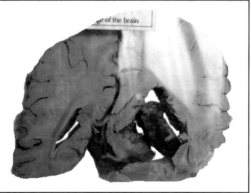

彩图 5-5

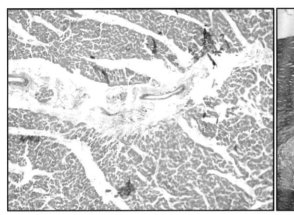

彩图 5-6

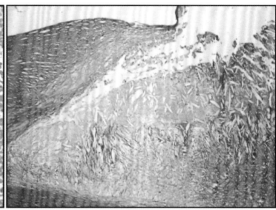

彩图 5-7

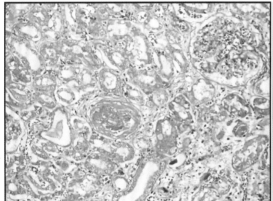

彩图 5-8

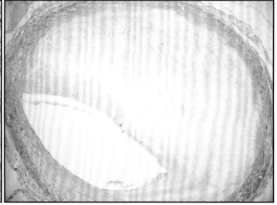

彩图 5-9

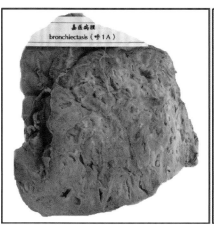

彩图 6-1

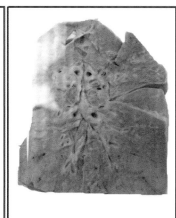

彩图 6-2

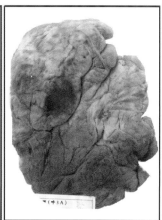

彩图 6-3

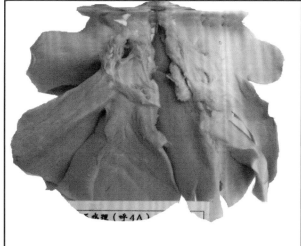

彩图 6-4

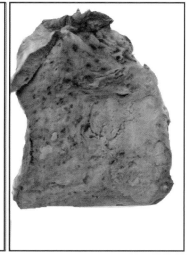

彩图 6-5

实验六 切片标本图示

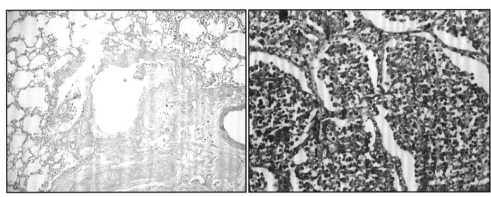

彩图 6-6

彩图 6-7

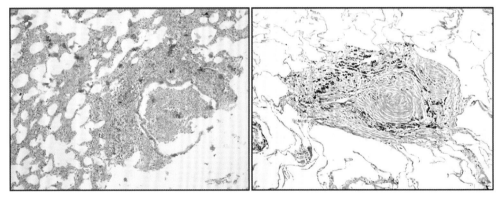

彩图 6-8

彩图 6-9

实验七 大体标本图示

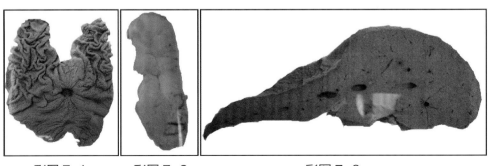

彩图 7-1

彩图 7-2

彩图 7-3

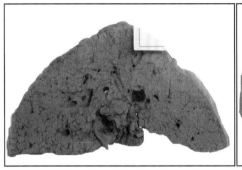
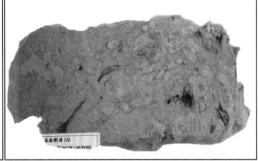

彩图 7-4　　　　　　　　　　　　　　　　彩图 7-5

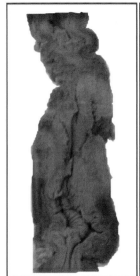
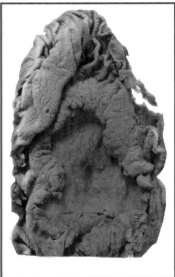
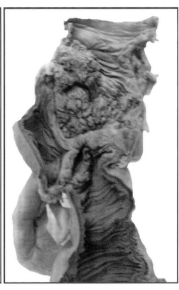

彩图 7-6　　　　　　　　彩图 7-7　　　　　　　　彩图 7-8

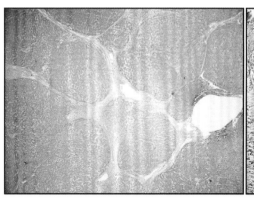

彩图 7-9

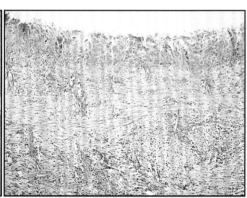

彩图 7-10

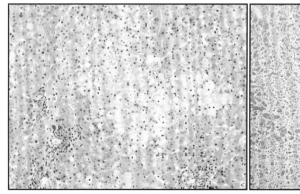

彩图 7-11

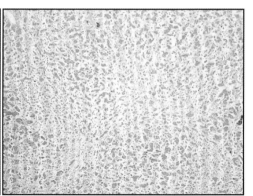

彩图 7-12

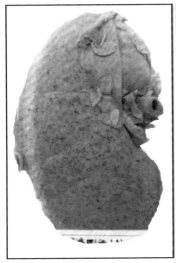

彩图 8-1

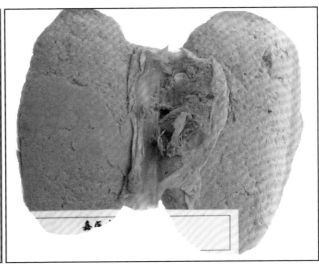

彩图 8-2

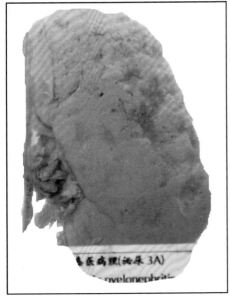

彩图 8-3

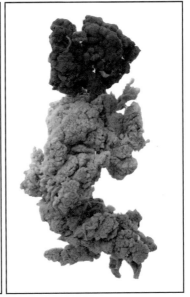

彩图 8-4

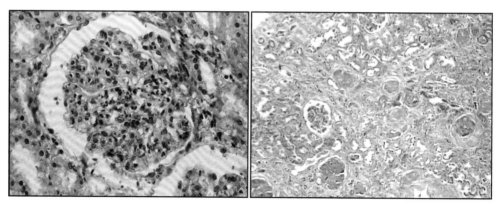

彩图 8-5

彩图 8-6

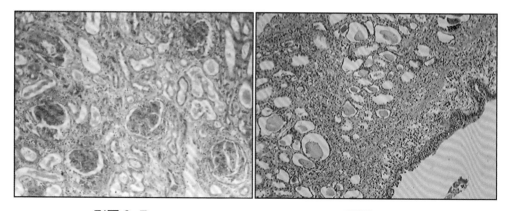

彩图 8-7

彩图 8-8

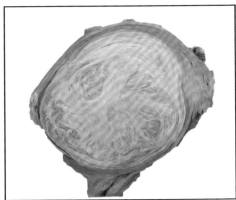

彩图 9-1

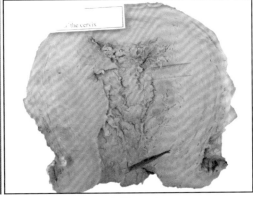

彩图 9-2

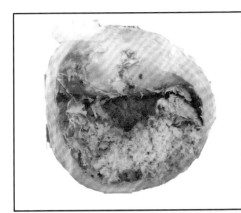

彩图 9-3

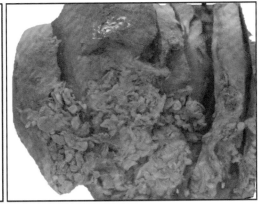

彩图 9-4

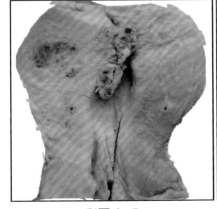

彩图 9-5

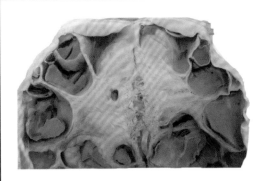

彩图 9-6

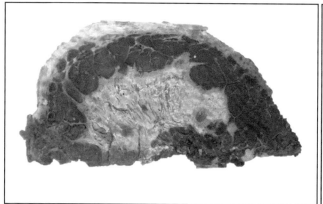

彩图 9-7

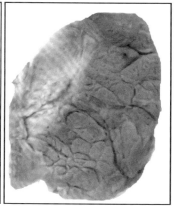

彩图 9-8

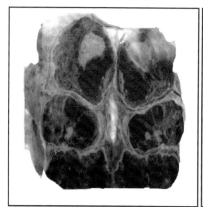

彩图 9-9

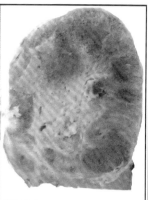

彩图 9-10

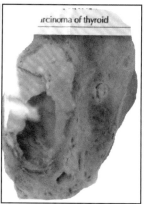

彩图 9-11

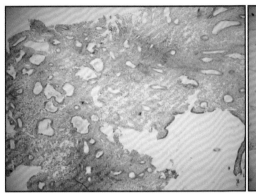

彩图 9-12

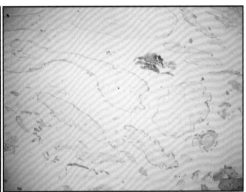

彩图 9-13

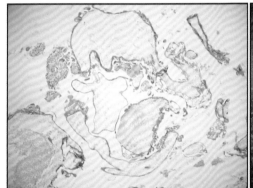

彩图 9-14

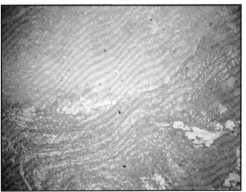

彩图 9-15

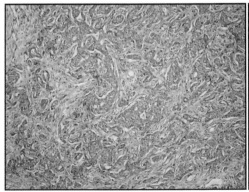

彩图 9-16

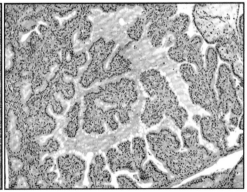

彩图 9-17

实验十　大体标本图示

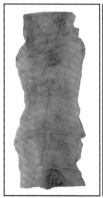
彩图 10-1

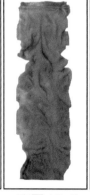
彩图 10-2

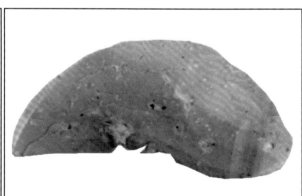
彩图 10-3

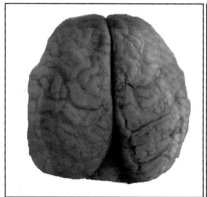
彩图 10-4

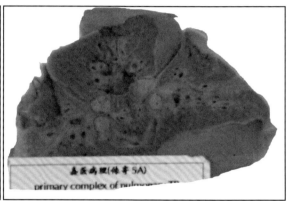
彩图 10-5

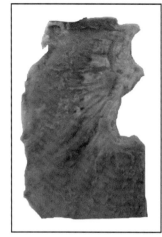
彩图 10-6

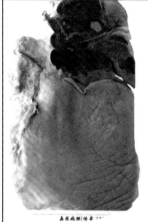
彩图 10-7

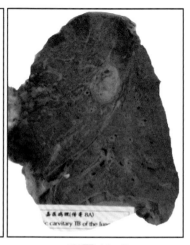
彩图 10-8

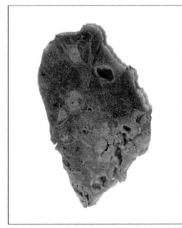

彩图 10-9

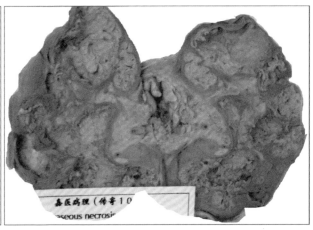

彩图 10-10

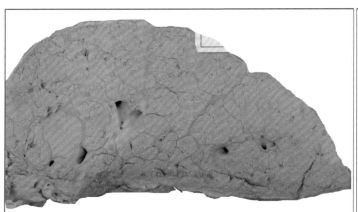

彩图 10-11

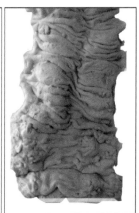

彩图 10-12

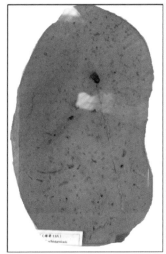

彩图 10-13

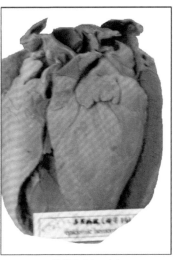

彩图 10-14

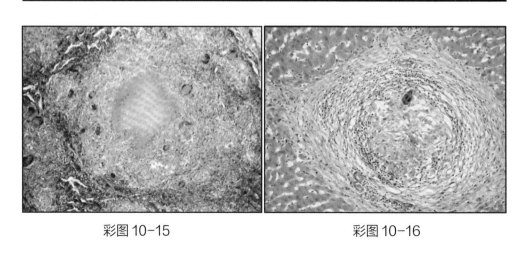

彩图 10-15

彩图 10-16

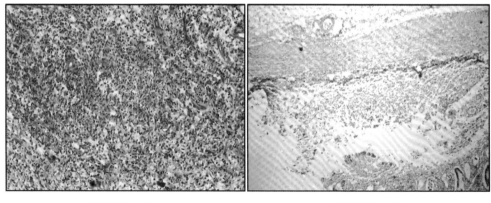

彩图 10-17

彩图 10-18

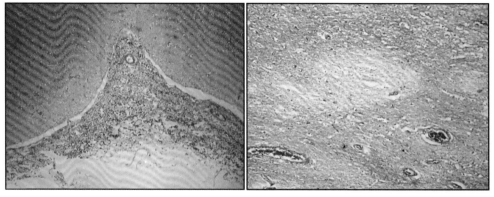

彩图 10-19

彩图 10-20